dtv

W0311602

Mit seiner Methode Montignac, »Lebenslust statt Diätfrust«, einer Kampfansage an die Diktatur der Diäten, wurde er berühmt und überzeugte allein in Deutschland Hunderttausende von Lesern. In diesem Buch nun zeigt Michel Montignac, welchen Einfluss unser Essen – gerade in der zweiten Lebenshälfte – auf Vitalität, Wohlbefinden und Gesundheit hat. Nur wer sich richtig ernährt und für eine optimale Zufuhr an Vitaminen, Mineral- und Ballaststoffen sorgt, kann sich Jugendlichkeit bewahren. Entscheidend ist es auch, das Immunsystem zu stärken, um so Infektionen und Erkrankungen vorzubeugen. Außerdem erklärt Michel Montignac, wie man sein Gewicht halten kann, Herz-Kreislauf-Risiken vermeidet und was man bei Erkrankungen wie Rheuma, Osteoporose und Diabetes beachten sollte.

Michel Montignac, geboren 1944, Studium der Wirtschafts- und Politikwissenschaft, 1974–1979 Direktor von Rank Xerox, Frankreich, danach Leiter der europäischen Zentrale von Abbott Laboratories, 1986 Gründung des Verlags Edition Artulen. Bei dtv ist von ihm erschienen: ›Essen gehen und dabei abnehmen‹ (34134).

Michel Montignac

Essen und dabei jung bleiben

In Zusammenarbeit mit Dr. med. Hervé Robert,
Arzt und Ernährungswissenschaftler

Aus dem Französischen
von Liane Schumpa

Deutscher Taschenbuch Verlag

Von Michel Montignac ist im Deutschen Taschenbuch Verlag erschienen:

Essen gehen und dabei abnehmen (34134)

Neu bearbeitete, aktualisierte Ausgabe
April 2005
Deutscher Taschenbuch Verlag GmbH & Co. KG,
München
www.dtv.de
Titel der französischen Originalausgabe:
Restez jeune en mangeant mieux

Umschlagkonzept: Balk & Brumshagen
Umschlaggestaltung: Catherine Collin unter Verwendung
einer Fotografie © Stockfood / Studio R. Schmitz
Gesetzt aus der Galliard 9,5/12' und der Gill
Satz: Greiner & Reichel, Köln
Druck und Bindung: Druckerei C. H. Beck, Nördlingen
Gedruckt auf säurefreiem, chlorfrei gebleichtem Papier
Printed in Germany · ISBN 3-423-34183-1

Inhalt

Einleitung

Wir alle wissen, dass es mit der Gesundheit des Menschen trotz aller medizinischen Fortschritte nicht zum Besten bestellt ist. Wir sind in der Lage das Leben zu verlängern, aber nicht automatisch die Gesundheit zu erhalten. Dafür müssen und können wir aber selbst etwas tun. Und der gesunde Menschenverstand unterstützt uns dabei. Die Lösung liegt auch auf unserem Teller. Denn es geht um die Qualität der Nahrung, die wir zu uns nehmen. Dabei können wir uns an Hippokrates halten, der schon 500 v. Chr. sagte: »Eure Nahrungsmittel sollen eure Heilmittel und Heilmittel sollen eure Nahrungsmittel sein.«

Mit Recht können wir auf die Ärzte, Forscher und sämtliche Wissenschaftler stolz sein, die mit Mut und Entschlossenheit in den letzten fünfzig Jahren enorme Fortschritte erzielt haben. Sie haben die Grenzen des medizinischen Wissens über das vorstellbare Maß hinausgeschoben, aber das Wesentliche blieb dabei im Verborgenen: die Ernährung. Sie haben eine der Grundforderungen, die an die Existenz von Lebewesen, sei es aus dem Tier- oder Pflanzenreich, gestellt wird, vergessen: Das Überleben und die Gesundheit werden vor allem durch die Qualität der Nahrung bestimmt.

Seit dem letzten Weltkrieg hat in der Nahrungsmittelproduktion eine wahre Revolution stattgefunden. Um die Produktion zu steigern, wurde die Mechanisierung vorangetrieben, Kunstdünger verwendet und mit dem massiven Einsatz von Pestiziden, Insektiziden und chemischen Unkrautvernichtungsmitteln gegen die Natur vorgegangen. Die Auswahl des Saatgutes (durch kontrolliertes Kreuzen von unterschiedlichen Merkmalen) erfolgte allein unter dem Gesichtspunkt der Ertragssteigerung.

Um die Lebensmittel haltbar zu machen, sei es auch nur für den Transport von der Produktions- zur Bearbeitungsstätte und zum Verbraucher, ließ man sich einiges einfallen: Ernte vor dem Reifezeitpunkt, künstliches Nachreifen, Kühlen, Tiefgefrieren und eine ganze Reihe von industriellen Verfahren (wie zum Beispiel die Bestrahlung), die den Produkten, die unter normalen Umständen bereits verfault wären, eine künstliche Frische verleihen sollen.

Parallel dazu erfolgte die Intensivierung der Fleischproduktion durch die Einführung der Massentierhaltung. Dabei erwiesen sich Hormone und Antibiotika als nützliche Hilfsmittel für die Produktionssteigerung.

Das Ergebnis dieser Nahrungsmittelrevolution ist zunächst scheinbar ein Fortschritt. Denn in den westlichen Ländern muss niemand mehr Hunger leiden.

Die Kehrseite der Medaille besteht darin, dass die Qualität der Nahrung zugunsten der Quantität vernachlässigt wurde. Der Nährstoffgehalt der Lebensmittel ist so niedrig, dass der kritische Punkt bereits erreicht ist. Dies bedeutet, dass das heutige Nahrungsangebot dem Nährstoffbedarf unseres Körpers nicht mehr gerecht wird, denn abgesehen von der Energie, die uns das Überleben ermöglicht, fehlen lebenswichtige Substanzen, die wir für die Erhaltung unserer Gesundheit benötigen.

Es wäre jedoch übertrieben, sämtlichen uns zur Verfügung stehenden Nahrungsmitteln mit Misstrauen zu begegnen. Als nährstoffarm sind vor allem die Erzeugnisse anzusehen, die aus einer intensiven Produktion stammen und meistens industriell bearbeitet wurden. Gegen die anderen Produkte, von denen es Gott sei Dank noch welche gibt, ist nichts einzuwenden, sie sind sogar zu empfehlen.

In der ersten Lebenshälfte und im Großen und Ganzen bis zum fünfzigsten Lebensjahr nimmt der Organismus den durch eine nährstoffarme Ernährung entstehenden Mangelzustand hin, ohne dies allzu sehr zu zeigen. Er greift auf seine Reserven zurück und gleicht dadurch einen Teil dieses Mangels aus. Dies ist auch die Erklärung dafür, warum zu diesem Zeitpunkt kaum Anzeichen möglicher Krankheiten sichtbar sind.

Eines Tages tauchen die ersten Alarmsignale auf. Doch man erkennt die Gefahr erst, wenn der Ernstfall eintritt. Dann kommt es zu bösen Überraschungen, Enttäuschungen und Reue, aber auch zu späten Vorsätzen. Denn es ist nie zu spät, die richtige Entscheidung zu treffen. Es wäre natürlich besser gewesen, nicht erst zu handeln, wenn man keine andere Wahl mehr hat. Genau auf diese Problematik geht dieses Buch ein.

Viele Fünfzigjährige sind immer noch in den besten Jahren, d.h. im Vollbesitz ihrer körperlichen und geistigen Kräfte. Manche befinden sich sogar auf dem Höhepunkt ihrer Fähigkeiten. Mit diesem Buch ist jeder in der Lage, seine Situation zu beurteilen, und es wird ihm bewusst gemacht, dass es, nachdem der Körper ein halbes Jahrhundert gute und treue Dienste geleistet hat, sinnvoll ist, ein Gesundheitsprogramm aufzustellen. Man kommt nicht umhin, auf seinen Körper zu hören.

Dieses Buch richtet sich jedoch auch an alle, die schon etwas älter sind, insbesondere dann, wenn die Gesundheit bereits Anlass zur Sorge gibt. Mit den darin enthaltenen Empfehlungen lässt sich, wenn nicht eine Heilung, so doch eine Linderung von Krankheiten erzielen.

Jeder wird feststellen, dass die Ernährung in der Gesundheit eine entscheidende Rolle spielt und dass eine Änderung der Essgewohnheiten ausreicht, um wieder mehr Freude am Leben zu haben. Man wird mühelos verstehen, dass die einzige Möglichkeit, jung und gesund zu bleiben, schlicht und einfach darin besteht, sich besser zu ernähren.

Mit fünfzig neu beginnen

An einem 50. Geburtstag wird immer wieder die gleiche Frage gestellt: »Fünfzig Jahre, was macht dir das aus?« – »Nichts«, erfolgt lächelnd die Antwort, »absolut nichts! Ich fühle mich wie zwanzig!«

Es ist das kritische Alter, so sagte man früher. Weder jung noch alt. Der Körper hat Falten bekommen, die Haare haben sich gelichtet und die Brille ist zum unentbehrlichen Hilfsmittel geworden. Jedoch lässt die Kraft mit fünfzig Jahren nicht nach, im Gegenteil! Dies ist nicht der Beginn des Verfalls, sondern die Zeit der Entfaltung. Es ist nicht das kritische, sondern das entscheidende Alter.

Im Leben ist man zweimal jung. Die erste Jugend, die allen bekannt ist, und die zweite, weniger bekannte Jugend, die mit etwa fünfzig Jahren beginnt. Die erste Jugend, die Pubertät, beinhaltet die schwierige Phase der Entwicklung. Es ist auch die Zeit der Experimente, Entdeckungen und des Lernens. Der Betreffende ist von seiner Umgebung, der Familie, den Lehrern, den Institutionen und dem System abhängig. Aber er ist auch von sich selbst, seiner Unbekümmertheit und seinen Instinkten – oder zumindest von seinen inneren Trieben – abhängig.

Die zweite Jugend ist dagegen das Alter der Ernte. Es ist die Zeit der Reife und der vollen Entfaltung. Die Zeit der Verwandlung. Das Wissen, die Erfahrung und das Bewusstsein lassen Freude am Leben aufkommen. Man ist frei.

Die Fünfziger sind das Alter der Vernunft und der Entscheidungen, die auf der Grundlage von Wissen und Erfahrung getroffen werden. Die Männer und Frauen in diesem Alter sind mit sämtlichen Kräften und vielfältigen Lebenserfahrungen ausgestattet. Sie sind sich dessen jedoch nicht immer bewusst.

Viele halten sich bereits für alt und tragen einen Minderwertigkeitskomplex in sich.

Genau von dieser Last müssen sie sich befreien, denn ihnen muss klar werden, dass, wie der Schriftsteller Georges Barbarin es formulierte, »das Leben mit fünfzig Jahren erst beginnt«. Doch wie alles im Leben, kommt das Glück dieser zweiten Jugend nicht von ganz allein, man muss etwas dafür tun. Um dieses Ziel zu erreichen, gibt es einige Grundregeln:

Sich von der Vergangenheit befreien

Ab dem fünfzigsten Lebensjahr besteht die größte Gefahr darin, in der Vergangenheit zu leben. Die Erinnerung an die ersten fünfzig Jahre bestimmt häufig das Denken und dient zudem als Rettungsanker, an dem sich die Betreffenden festhalten und der sie daran hindert vorwärts zu kommen.

Wie soll man die Gegenwart genießen und die Zukunft planen, wenn man von der Vergangenheit nicht loskommt? Baut man nicht am ehesten einen Autounfall, wenn man ständig in den Rückspiegel schaut?

Zu verurteilen ist weniger die Vergangenheit selbst, die für die Entwicklung des Menschen notwendig ist, um Erfahrungen zu sammeln, sondern die ständige Erinnerung daran, und was noch schlimmer ist, die Nostalgie, die durch sie hervorgerufen und von den Betreffenden aufrechterhalten wird. Die Vergangenheit ist eine Falle, in der man sich mit seinen Erinnerungen verfängt.

Deshalb sollte man von sämtlichen nostalgischen Gefühlen Abstand nehmen. Man wird sonst daran gehindert, einen großen Schritt nach vorne zu tun. Gegenwart und Zukunft sind die einzigen Zeiten, für die es sich zu leben lohnt!

An sich selbst interessiert sein

Seinen Körper zu entdecken, auf ihn zu hören, ihn anzunehmen und ihn sogar zu lieben, wie er ist, ist unerlässlich, um mit sich selbst in Einklang zu kommen. Wer sich nicht liebt oder sich zumindest nicht akzeptiert, hat seinen Körper seit langem vernachlässigt.

Um jung zu bleiben – darum geht es schließlich in diesem Buch –, empfiehlt es sich, auf verschiedene körperliche und geistige Parameter Einfluss zu nehmen. Damit die Maßnahmen erfolgreich sind, müssen Körper und Geist zuvor wieder vereint werden. Bei Kindern ist diese Einheit von Natur aus vorhanden. Erst durch die Erziehung und vor allem durch die Kultur kommt es allmählich zur Trennung. Man versteht somit, dass »sich in seiner Haut wohl fühlen« zuallererst bedeutet, mit sich selbst im Einklang zu sein.

Das Unwohlsein bei Jugendlichen beruht hauptsächlich auf einer Disharmonie zwischen einem fremden Körper – dem Körper eines Erwachsenen, der sich zu schnell entwickelt hat – und einem Geist, der noch nicht integrationsfähig ist, da er noch dem eines Kindes entspricht. Bei Fünfzigjährigen ist die Disharmonie mehr oder weniger ausgeprägt, sie kann sich jedoch durch die mit diesem Lebensabschnitt einhergehenden physiologischen Veränderungen verstärken.

Sich für seinen Körper zu interessieren bedeutet jedoch, sich für seine Gesundheit und demzufolge für seine Ernährung zu interessieren. Denn wenn die Ernährung gut für den Körper ist, kann sie natürlich auch nur gut für den Geist sein. Bereits Hippokrates erkannte: »Wir sind, was wir essen.«

Um jung zu bleiben, ist es wichtig, sein inneres Gleichgewicht wiederzufinden. Außerdem sollte man, und darum geht es vor allem in diesem Buch, seine Ernährungsgewohnheiten zugunsten der Gesundheit umstellen. Nur unter diesen Bedingungen kann es gelingen, die »zweite« Jugend dynamisch und voller Lebenslust zu erleben.

Erst verstehen,
dann handeln

Was sich nach fünfzig Jahren ändert

Es ist interessant zu erfahren, wie sich der Organismus entwickelt und worin vor allem die grundlegenden Veränderungen seiner Hauptfunktionen bestehen.

Veränderungen im Bereich des Verdauungsapparates

Mit dem Alter kommt es zu einem Schwund der Geschmackspapillen, so dass sich die Geschmacksempfindung verändert. Man neigt dann dazu, zu viel Salz, Gewürze und auch Fett – zur Bindung der Aromen – zu verwenden, um einen kräftigeren Geschmack zu erzielen.

Die Leistungsfähigkeit des Geruchssinnes kann ebenfalls nachlassen. Dies trägt in Verbindung mit den Geschmacksstörungen dazu bei, dass der Nahrung weniger Interesse entgegengebracht wird, da sie nunmehr weniger verlockend erscheint. Dies kann bei manchen zu nachlassendem Appetit bis hin zu Anorexie (Appetitlosigkeit) führen.

Zahnprobleme (häufig auf unzureichende Pflege zurückzuführen) können die Kaufunktion beeinträchtigen. Es hat sich herausgestellt, dass es dadurch zu erheblichen Veränderungen in der Ernährungsweise kommen kann, was möglicherweise Mangelerscheinungen hervorruft.

Im Bereich des Magens bewirkt die Verringerung der Säuresekrete eine verzögerte Verdauung der Proteine (Fleisch, Fisch, Eier, Käse). Durch die verlangsamte Magenentleerung wird die Verdauung in die Länge gezogen.

Die Verdauungssekrete aus der Bauchspeicheldrüse oder

Galle nehmen mit dem Alter ebenfalls ab, wodurch die zugeführten Nährstoffe (Proteine, Kohlenhydrate, Lipide) schlechter verwertet werden und die Verdauung sich verlangsamt.

Dadurch kommt es zu den klassischen Verstopfungsproblemen, die es mit der entsprechenden Ernährung zu bekämpfen gilt (siehe Seite 177).

Wie funktioniert der Stoffwechsel?

Proteine

Die Proteinmasse des Organismus nimmt mit den Jahren erheblich ab, wobei dieser Vorgang bei Personen mit einer sitzenden Lebensweise bereits im Alter von fünfundzwanzig Jahren beginnt.

Diese Abnahme ist vor allem auf den Rückgang der Muskelmasse zurückzuführen. So geht man davon aus, dass ein Mann zwischen dem fünfundzwanzigsten und fünfundsiebzigsten Lebensjahr zwölf Kilo Muskelmasse verliert.

Außerdem gestaltet sich die Erneuerung der Muskelproteine mit den Jahren immer schwieriger. Dies kann bis zum Muskelschwund führen, zum Beispiel bei langer Bettlägerigkeit.

Lipide

Der Fettanteil dagegen nimmt mit dem Alter zu, wobei sich die Verteilung im Körper verändert. Deshalb kommt es häufig zu verschiedenen Arten von Fettleibigkeit. Von androider Fettleibigkeit spricht man, wenn sich das Fett vor allem in der oberen Körperhälfte sammelt: Gesicht, Hals, Brustkorb, Bauch oberhalb des Bauchnabels. Dieses Übergewicht schafft die Voraussetzungen für Stoffwechselkomplikationen: Diabetes; Hyperinsulinismus, erhöhten Cholesterinspiegel, Erhöhung der Blutfette, Bluthochdruck, Erkrankungen der Herzkranzgefäße.

Bei dieser Art von Fettleibigkeit werden die Fettzellen (Adipozyten) durch überschüssiges Fett aufgeblasen. Sie kommen aber nicht im Übermaß vor und haben einen aktiven Stoffwechsel.Mit einer passenden Diät ist es möglich, dieses Fett zu mobilisieren, um es zu entfernen und um die Fettzellen wieder auf Normalgröße zu reduzieren.

Bei gynoider Fettleibigkeit dominiert das Fett in der unteren Körperhälfte, am Bauch unterhalb des Bauchnabels, an den Hüften, den Oberschenkeln und dem Gesäß. Es kommt selten zu Stoffwechselerkrankungen, jedoch häufig zu Veneninsuffizienz sowie zu Knie- und Hüftarthrose.

Dagegen hat der Cholesterinspiegel – selbst wenn er etwas zu hoch ist (vor allem LDL) – ab dem fünfundsechzigsten Lebensjahr kaum koronare Risiken zur Folge. Man hat sogar festgestellt, dass ein niedriger Cholesterinspiegel (unter 1,70 g/l), der bei einem Fünfunddreißigjährigen als ideal gelten würde, in diesem Alter paradoxerweise einen Risikofaktor darstellen kann.

Kohlenhydrate

Beim Verzehr eines Kohlenhydrates (Stärke, Mehl, Zucker …) bewirkt die Erhöhung des Blutzuckerspiegels (Glukosegehalt im Blut) die Sekretion von Insulin durch die Bauchspeicheldrüse. Dieses Hormon treibt die Glukose in die Zellen, wo sie benötigt wird. Dadurch kommt es zu einer Senkung und Normalisierung des Blutzuckerspiegels.

Wenn man die Sechzig überschritten hat, verlangsamt sich die Insulinfreisetzung, so dass nach den Mahlzeiten weiterhin ein erhöhter Blutzuckerspiegel bestehen bleibt. Da die körperliche Aktivität häufig abnimmt, verschlimmert sich dieser Zustand, denn bei geringer Muskelarbeit wird wenig Glukose benötigt.

Hinzu kommt, dass Laktose – das Kohlenhydrat nicht fermentierter Milchprodukte – oft schlecht vertragen wird, denn das Enzym Laktase, das für die Verdauung verantwortlich ist, wird bei Erwachsenen, und erst recht bei älteren Menschen, in vielen Fällen nicht mehr in ausreichendem Maße produziert.

Deshalb ist es wichtig, diese Aspekte bei der Auswahl der zu verzehrenden Kohlenhydrate zu berücksichtigen.

Stoffwechselrückstände

Mit den Jahren kann auch die Reinigungsfunktion der Niere nachlassen, so dass sich möglicherweise Rückstände des Proteinstoffwechsels ansammeln: Harnstoff und Harnsäure.

Zusammenfassung

Diese Störungen des Verdauungsapparates sind nicht immer bekannt. Deshalb ist es wichtig, sie an dieser Stelle zu erwähnen, denn sie bestimmen die Auswahl der Nahrungsmittel, worauf später noch genauer eingegangen wird (Seite 177 ff.).

Mit zunehmendem Alter sieht man es als normal an, weniger zu essen, insbesondere dann, wenn man sich kaum noch körperlich bewegt. Dabei handelt es sich jedoch um ein Vorurteil, das auf falschen Voraussetzungen beruht: Aufgrund der Veränderungen im Verdauungstrakt und der schlechteren Aufnahme und Verwertung von Lebensmitteln wird in der zweiten Lebenshälfte eine normale Nahrungszufuhr benötigt, die sehr nährstoffreich sein sollte.

Welche Nährstoffe brauchen wir, um jung zu bleiben?

Eigene Fehler erkennen

Bevor genauer betrachtet wird, wie wichtig es ist, sich gut zu ernähren, sollte man sich die häufigsten Ernährungsfehler vor Augen führen: Man nimmt nicht immer genügend und vor allem die falsche Nahrung zu sich. Dadurch kommt es sowohl zu Mangelerscheinungen als auch zu Übergewicht.

Kurz nach dem fünfzigsten Lebensjahr – und insbesondere darüber hinaus – besteht bei der Ernährung oft ein Mangel an:
- Proteinen;
- Ballaststoffen;
- Antioxidanzien;
- Eisen;
- Kalzium;
- Wasser (Getränke).

Dagegen besteht ein Übermaß an:
- gesättigten Fetten;
- Zucker und Weißmehl;
- Süßigkeiten;
- Salz;
- Alkohol.

Solche Fehler beschleunigen den Alterungsprozess und schwächen den Betroffenen. Er wird krankheitsanfälliger und sein Allgemeinbefinden – und manchmal auch die Lebensdauer – kann in Mitleidenschaft gezogen werden.

Im Verlauf dieses Buches wird ersichtlich, dass bestimmte (schlechte) Ernährungsgewohnheiten abgelegt werden müssen. Dies gilt sowohl im Hinblick auf die Vitalität als auch auf die Vorbeugung von Krankheiten.

Wer glaubt, im fortgeschrittenen Alter seine Ernährungsgewohnheiten nicht mehr ändern zu können, wird aus diesem Buch nur einen begrenzten Nutzen ziehen. Wer nur einzelne Empfehlungen befolgt und die restlichen Ratschläge nicht beachtet, da sie ihm zu lästig vorkommen, läuft Gefahr, nicht den gewünschten Erfolg zu erzielen.

Denn bei einer Methode gibt es einen bestimmten Zusammenhang: Alles ist miteinander verknüpft, so dass sich die Anwendung eines einzelnen Prinzips nur in sehr geringem Maße positiv auswirken kann.

Tradition und Geselligkeit

Das Essen sollte einem bestimmten Ritual folgen: Es ist wichtig, die Mahlzeiten zur gleichen Uhrzeit einzunehmen und sich dabei in Ruhe an einen gedeckten Tisch zu setzen. Das Essen sollte stets einen der Höhepunkte des Tages bilden und mindestens dreimal stattfinden. Die vierte Mahlzeit, der Nachmittagsimbiss, ist gerade für ältere Menschen zu empfehlen, da dies oft die einzige Gelegenheit darstellt, etwas in Gesellschaft zu sich zu nehmen. Denn es ist natürlich am besten, wenn das Essen gemeinsam eingenommen wird, da die Mahlzeiten hauptsächlich als sozialer Akt zu sehen sind. Außerdem fördert Geselligkeit den Appetit.

Deshalb sollte das Essen nie vernachlässigt werden, selbst wenn man es alleine zu sich nehmen muss. Sonst besteht die Gefahr, dass es schlampig zubereitet wird, zunehmend an Bedeutung verliert und schließlich zu Mangelernährung führt.

Obwohl man selten Fünfundsechzigjährige im Stehen ein Sandwich essen sieht, ernähren sich ältere Menschen häufig unausgewogen, wenn sie allein sind; sie geben sich oft nicht die Mühe, eine richtige Mahlzeit zuzubereiten.

Vorsicht vor Diäten!

Wenn man schon etwas älter ist, neigt man dazu, weniger zu essen und sich vor allem unausgewogen zu ernähren. Man sollte sich demzufolge vor sämtlichen Diäten oder einseitigen Ernährungsformen in Acht nehmen, da man dabei auf zahlreiche Lebensmittel verzichten müsste.

Wer Ernährungsratschläge erteilen will, sollte vor allem darum bemüht sein, die zu bevorzugenden Lebensmittel hervorzuheben, anstatt auf die verbotenen Gerichte hinzuweisen. Genauso empfiehlt es sich, auf die Vorlieben des Einzelnen einzugehen. Durch Toleranz erreicht man, dass die Ernährungsratschläge befolgt werden, und durch abwechslungsreiche Kost wird eine ausgewogene Ernährung erzielt.

Der Energiewert der Lebensmittel

Die Grundbestandteile unserer Nahrung liefern bei gleichem Gewicht unterschiedliche Energie:

- 1 g Lipide (Fette) liefert 9 Kalorien
- 1 g Kohlenhydrate liefert 4 Kalorien
- 1 g Proteine liefert 4 Kalorien
- 1 g Alkohol liefert 7 Kalorien

Es gibt Tabellen, anhand derer die Energiezufuhr entsprechend der ausgewählten Lebensmittel berechnet werden kann.

Wenn Ernährungswissenschaftler eine ausgewogene Ernährung empfehlen, bedeutet dies, dass sie sich theoretisch folgendermaßen zusammensetzen sollte:

- 55 % Kohlenhydrate (Getreideprodukte, Mehl, Zucker, Stärkeprodukte …)
- 30 % Lipide (Fette)
- 15 % Proteine

Da im gleichen Lebensmittel häufig Kohlenhydrate, Lipide und Proteine in unterschiedlichen Mengen vorkommen, ist die Berechnung nicht einfach. Bei Fleisch z. B. kann der Fettanteil stark variieren. Genauso bewirkt die Zubereitungsart eine nicht zu verachtende Veränderung des endgültigen Energiegehalts.

Zudem wird bei der »Kalorienzählmethode« der Ballaststoff-Effekt völlig außer Acht gelassen: Ballaststoffe verändern die Kalorienaufnahme, sei es durch das Lebensmittel selbst, das Ballaststoffe enthält, oder auch durch gemeinsam verzehrte Lebensmittel. Andere Substanzen, wie zum Beispiel in Käse enthaltenes Kalzium, neutralisieren einen Teil der Energie, indem sie die vollständige Absorption der Fette verhindern.

Die Arbeiten von Reinberg über die Chronobiologie haben im Übrigen gezeigt, dass die energetische Absorption der Lebensmittel (ihre Stoffwechselnutzung) von der Uhr- und Jahreszeit abhängt. Kohlenhydrate werden morgens und im Sommer besser vom Körper verarbeitet.

Somit zeigt sich, dass die Kalorienberechnung einer Mahlzeit relativ ist. Es besteht jedoch die Möglichkeit, grob abzuschätzen, ob die Nahrungszufuhr eher niedrig, normal oder hoch war.

Welche Energiezufuhr ist also zu empfehlen?

■ Empfohlene Nahrungszufuhr

Man sollte genug essen

Das Vorurteil, dass man weniger essen kann oder soll, weil man »nicht mehr so jung« und im Ruhestand ist, muss ein für allemal aus der Welt geschafft werden.

Es ist nämlich absolut falsch! Ältere Menschen sind genauso aktiv wie jüngere Erwachsene, wenn nicht sogar noch aktiver. Da ihr Verdauungsapparat nicht mehr so gut funktioniert, was den Stoffwechsel in gewisser Weise verlangsamt, wäre es sogar besser, die Nährstoffmenge zu erhöhen, um eine ausreichende Versorgung sicherzustellen.

Die Ernährung sollte zumindest »normal« bleiben und auf keinen Fall verringert werden.

Im Krankheitsfall empfiehlt sich paradoxerweise eine Erhöhung der Nahrungszufuhr. Unter normalen Umständen sollte man zumindest genug zu sich nehmen, d. h. um die 2000 Kalorien.

Wenn die Ernährung allerdings weniger als 1600 kcal beträgt und nicht perfekt zusammengestellt ist (was meistens der Fall ist, wenn man über kein fundiertes Wissen in diesem Bereich verfügt), besteht immer ein Mangel an Mikronährstoffen (Vitamine, Mineralstoffe und Spurenelemente), was bei älteren Menschen dramatische Auswirkungen haben kann.

Übergewichtige Frauen nehmen im Allgemeinen weniger zu sich – durchschnittlich 1500 kcal –, während schlanke Frauen etwa 2300 kcal verzehren. Außerdem zeigt sich häufig, dass Witwen viel weniger essen (1400 kcal) als früher, als der Ehemann noch am Leben war (1850 kcal).

Eine Erhöhung der Nahrungsmenge stellt jedoch nur dann die beste Lösung dar, wenn zusätzliche Nährstoffe und nicht nur mehr Kalorien zugeführt werden.

Man sollte sich qualitativ besser ernähren

Es empfiehlt sich, normal zu essen und dabei die Nahrungsqualität zu verbessern. Dies bedeutet, dass Lebensmittel mit einem hohen Gehalt an Proteinen, Mikronährstoffen und Ballaststoffen zu bevorzugen sind. Die Qualität der Nahrung sollte nunmehr im Vordergrund stehen.

Die verschiedenen Lebensmittelkategorien

In diesem Kapitel werden die Nährstoffe und ihre jeweilige Bedeutung untersucht.

Makronährstoffe kommen in relativ hoher Konzentration vor, die in Gramm gemessen wird. Dazu zählen:
- Wasser;
- Proteine;
- Kohlenhydrate;
- Lipide;
- Ballaststoffe;
- Alkohol.

Mikronährstoffe kommen in geringer Konzentration vor, die in Milligramm oder sogar in Mikrogramm (millionstel Gramm) angegeben wird. Dazu gehören:
- Vitamine;
- Mineralstoffe;
- Spurenelemente.

Makronährstoffe

Neben ihrer Funktion, dem Organismus Energie zuzuführen, dienen Makronährstoffe – über zahlreiche Synthesen – dem Aufbau und Wiederaufbau der Zellen. Dazu zählen:

Proteine (Eiweiße)

Proteine sind organische Substanzen und bilden die Grundlage der Zellstrukturen des Organismus. Sie können tierischen Ursprungs (in Fleisch, Wurst, Innereien, Fisch, Krustentieren, Muscheln, Eiern, Milchprodukten und Käse) oder pflanzlichen Ursprungs (in Soja, Algen, Mandeln, Haselnüssen, Kakao, aber auch in Vollkornprodukten und Hülsenfrüchten – Linsen, Bohnen, Kichererbsen ... –) sein.

Eine ausreichende Proteinzufuhr ist notwendig:

- für die Bildung und Erhaltung der Zellstrukturen;
- für die Produktion bestimmter Hormone;
- für die Erhaltung des Muskelsystems;
- für die Bildung der Gallensäuren.

Damit kein Ungleichgewicht entsteht, sollten sowohl tierische als auch pflanzliche Proteine zugeführt werden.

Anteil der Proteinmasse im Organismus

Wenn die Proteinmasse bei einem Fünfundzwanzigjährigen 45% des Körpergewichtes beträgt, so ist sie bei einem Fünfundsiebzigjährigen auf 27% gesunken.

Um einen weiteren Abbau zu vermeiden, sollte eine tägliche Proteinzufuhr von 1 g pro Kilo Körpergewicht erfolgen (siehe Tabelle im Anhang 4 auf Seite 228 dieses Buches).

Mahlzeiten	Lebensmittel	tierische Proteine (in g)	pflanzliche Proteine (in g)
Frühstück	200 ml Milch	7	–
	15 g Kakaopulver	–	5
	200 g Vollkornbrot	–	18
Mittagessen	150 g Fisch	23	–
	50 g Vollkornnudeln	–	5
	1 Joghurt	5	–
Abendessen	150 g Linsen	–	12
	50 g Käse	5	–
Gesamt		40	40

Die Proteinmenge muss allerdings erhöht werden, wenn beim Organismus ein besonderer Bedarf besteht, zum Beispiel bei

Infektionen, Narbenbildung oder Wundheilung. Auch wenn man Sport treibt, braucht man mehr Proteine.

Proteinmangel bewirkt eine Schwächung des Immunsystems, so dass das Entstehen von Infektionen und sogar von Krebs begünstigt wird. Wenn die tägliche Proteinzufuhr von mindestens 1 g pro Kilo Gewicht durch den Verzehr von Milchprodukten (Käse) um 15 g erhöht wird, lässt sich eine Aktivierung des Immunsystems erzielen.

Lässt sich Fleisch ersetzen?

Mit zunehmendem Alter entsteht manchmal eine gewisse Abneigung gegenüber Fleisch, was häufig auch auf Kauprobleme zurückzuführen ist. In diesen Fällen können die tierischen Proteine durch Fisch, Käse oder Eier ersetzt werden.

Kalbs- oder Schweineleber, die leicht zu kauen ist, eignet sich auch als gelegentlicher Ersatz, zumal sie viel Eisen und Vitamine enthält. Blutwurst, wenn sie nicht fett ist, gehört ebenfalls zu den protein- und eisenreichen Lebensmitteln (in 100 g sind 16 g Proteine und 15 mg Eisen enthalten).

Milchprodukte können Fleisch nicht vollständig ersetzen (was bei Eiern dagegen der Fall ist), da sie weder Eisen noch Vitamin B 12 enthalten.

Werden genügend Proteine zugeführt?

Mehrere Untersuchungen, die an Personen über fünfundsechzig Jahren durchgeführt wurden, haben gezeigt, dass 37 % der Männer und 39 % der Frauen weniger als 0,80 g Proteine pro Kilo Gewicht und pro Tag zu sich nehmen.

Im Falle einer Nierenschwäche, die durch eine Blutuntersuchung festgestellt wurde, empfiehlt sich eine Überwachung der Harnstoff- und Harnsäurewerte, um sicherzustellen, dass sich diese Proteinstoffwechselrückstände nicht zu sehr ansammeln.

Es besteht jedoch selten die Notwendigkeit – selbst wenn eine Nierenschwäche vorliegt –, die Menge der zugeführten Proteine zu verringern. Es hat sich nämlich herausgestellt, dass diese Maßnahme sinnlos ist und die Nierenfunktion nicht verbessert.

Kohlenhydrate

Kohlenhydrate werden in zwei Gruppen unterteilt:

- die »einfachen Zucker« (Kohlenhydrate aus einem oder zwei Molekülen) wie Fruktose (Obst), Galaktose (Milch), Saccharose (Rüben oder Zuckerrohr), Laktose (Milch) oder auch Maltose (Bier). Sie benötigen nur eine geringe Umwandlung im Verdauungstrakt, bevor sie im Darm absorbiert werden.
- die »komplexen Zucker« (aus mehreren Molekülen) auf Stärkebasis, die eine beträchtlichere Umwandlung im Verdauungstrakt nach sich ziehen. Sie kommen in Getreide (Weizen, Mais, Reis, Roggen, Gerste, Hafer), Knollen (Kartoffeln, Yamswurzeln), Wurzeln (Karotten, Kohl- und Steckrüben) und in Hülsenfrüchten (Erbsen, Kichererbsen, Trockenbohnen, Linsen, Soja) vor.

Hyperglykämie und Hyperinsulinismus

Sämtliche Kohlenhydrate werden in Glukose umgewandelt, die über das Blut transportiert wird. Deshalb zeigt der Blutzucker den Gehalt der im Blut befindlichen Glukose an.

Nüchtern beträgt der Blutzuckergehalt normalerweise 1 g pro Liter Blut. Nach der Absorption eines Kohlenhydrates steigt der Blutzuckerspiegel (je nach Art des Kohlenhydrates) an, bis der höchste Punkt erreicht ist, die so genannte »Blutzuckerspitze«. Die Bauchspeicheldrüse sondert daraufhin das Hormon Insulin ab, damit die Glukose aus dem Blut in das Muskelgewebe gelangt oder in der Leber gespeichert wird (in Form von Glykogen).

Normalerweise steht die durch die Blutzuckerkonzentration ausgelöste Insulinabsonderung im ausgewogenen Verhältnis zur Höhe des Blutzuckerspiegels. In vielen Fällen liegt jedoch eine übermäßige Insulinsekretion vor. Wird zu viel Insulin freigesetzt, spricht man von Hyperinsulinismus, eine Krankheit, die zahlreiche Auswirkungen haben kann, wie z. B. Gewichtszunahme, Diabetes, einen zu hohen Cholesterin- und Triglyceridspiegel sowie Bluthochdruck.

Ältere Menschen stehen zwei Problemen gegenüber, die mit einer schlechten Glukoseassimilation zusammenhängen: Hyperglykämie (erhöhter Blutzuckergehalt) und Hyperinsulinismus.

Hyperglykämie, die häufig nach dem siebzigsten Lebensjahr auftritt, kann nüchtern 1,70 g Glukose pro Liter Blut betragen, was an sich nicht allzu beunruhigend ist. Durch diese Hyperglykämie entsteht jedoch Hyperinsulinismus, der fatale Auswirkungen haben kann: reaktive Hypoglykämie (Müdigkeit, Unwohlsein …) oder Gewichtszunahme.

Kohlenhydrate und Proteine rufen eine chemische Reaktion hervor, die als Maillard-Reaktion bezeichnet wird (findet in jedem Lebensmittel statt, das Kohlenhydrate und Proteine in sich vereint und der Hitze ausgesetzt wird). Die daraus entstehenden chemischen Verbindungen scheinen bei sich langsam erneuerndem Gewebe, wie Arterien oder Augenlinsen, zu Veränderungen zu führen.

Durch die Maillard-Reaktion kommt es zu einer Beschleunigung des Alterungsprozesses. Deshalb ist es wichtig, Hyperglykämie zu kontrollieren (Vorsicht: Bei einem Kohlenhydrat handelt es sich nicht automatisch um Zucker; oft ist es Stärke. Der Duft von ofenfrischem Brot und die beim Backen entstandene Kruste sind im Übrigen auf die Maillard-Reaktion zurückzuführen).

Laktoseunverträglichkeit

Laktose ist das Kohlenhydrat der Milch. Um assimiliert zu werden, muss dieses Molekül durch ein Enzym, die Laktase, gespalten werden (in Glukose und Galaktose). Bei 50 % der Erwachsenen besteht jedoch ein Mangel an Laktase, und die Zahl der Betroffenen steigt mit zunehmendem Alter rapide an.

Diese Störung kommt häufig in Form von Durchfall (kann erst mehrere Stunden nach der Milchverdauung auftreten) oder Blähungen zum Ausdruck. Außerdem begünstigt die Ansammlung von schlecht verdauter Laktose die Entstehung von grauem Star, ein Zeichen für Augenalterung.

Deshalb sollte bei Verdacht auf Laktoseunverträglichkeit auf laktosehaltige Milchprodukte verzichtet werden:
- Milch (auch Magermilch);
- Quark/Frischkäse;
- Doppelrahmfrischkäse;
- sämtliche Zubereitungen auf Milchbasis.

Der Verzehr beschränkt sich somit auf Milchprodukte, die durch die Gärung so gut wie laktosefrei sind: Joghurt und Käse.

Im Handel gibt es laktosefreie Produkte; es besteht auch die Möglichkeit, das Enzym Laktase in Form von Tabletten zu sich zu nehmen oder dem Milchprodukt einige Stunden vor dem Verzehr zuzufügen.

Vorsicht vor Zucker!

Die »einfachen« Zucker, Saccharose und Fruktose (in Obst) sollten nicht mehr als 10 % der täglichen Energiezufuhr betragen. Es empfiehlt sich, den größten Teil in Form von Obst zu sich zu nehmen, da neben dem Energiegehalt auch Vitamine und Mineralstoffe enthalten sind.

Ältere Menschen neigen allerdings häufig dazu, übermäßig viel gezuckerte Produkte zu sich zu nehmen, da sie eine beruhigende Wirkung besitzen, leicht verdaulich sind und nicht zubereitet werden müssen. Diese Zucker führen jedoch nicht nur zu einer Erhöhung des Blutzuckerspiegels mit den bekannten Folgen (Hyperinsulinismus), sondern verderben auch den Appetit, so dass weniger protein- und vitaminreiche Lebensmittel verzehrt werden.

Die richtige Auswahl der Kohlenhydrate anhand ihres glykämischen Indexes

Bei der Auswahl der Kohlenhydrate sollte die Qualität – und nicht die Quantität – im Vordergrund stehen. Im Hinblick auf die Stoffwechselbesonderheiten im Alter sind Kohlenhydrate mit einem niedrigen glykämischen Index (unter 50) zu bevorzugen. Die Klassifizierung der Kohlenhydrate erfolgte nach der glykämischen Amplitude, wobei das reine Kohlenhydrat Glukose den Wert 100 erhielt, der für die übrigen Kohlenhydrate als Bezugspunkt diente (siehe nachfolgende Tabelle).

Kohlenhydrate mit einem niedrigen glykämischen Index (unter 50) besitzen mehrere positive Eigenschaften:

- sie bewirken einen geringeren Anstieg des Blutzuckerspiegels;
- sie rufen einen nicht so starken Hyperinsulinismus hervor;
- sie begrenzen die durch die Maillard-Reaktion entstandenen chemischen Verbindungen;
- sie enthalten mehr pflanzliche Proteine;
- sie sind ballaststoffreicher;
- sie weisen einen höheren Gehalt an Mikronährstoffen (Vitamine, Mineralstoffe, Spurenelemente) auf.

Der Verzehr von Kohlenhydraten mit einem niedrigen glykämischen Index sowie geringer oder gar kein Verzehr von Laktose tragen somit wesentlich zur Regulierung des Alterungsprozesses bei.

Leider wird bei Umfragen deutlich, dass:

- der Zuckerkonsum (Saccharose) zu hoch ist: Er beträgt mehr als 20 % der Energiezufuhr;
- der Verzehr von Kohlenhydraten mit einem hohen glykämischen Index nicht nur zu hoch ist, sondern auch ständig zunimmt (bevorzugter Verzehr von weißem Reis, Kartoffeln und raffiniertem Weißmehl, geringerer Verzehr von Vollkorngetreide und Hülsenfrüchten: Linsen, Trockenbohnen, Erbsen, Kichererbsen usw.);

– laktosehaltige Milchprodukte (Quark/Frischkäse, Milch, Doppelrahmfrischkäse usw.) gerne älteren Menschen vorgesetzt werden, vor allem in Alters- und Pflegeheimen.

Tabelle der glykämischen Indizes (GI)

Kohlenhydrate mit hohem glykämischen Index		Kohlenhydrate mit niedrigem glykämischen Index	
Maltose (der vor allem in Bier enthaltene Malzzucker)	110	Naturreis (braun)	50
Glukose (z.B. in Honig, Obst)	100	Basmatireis (Langkorn)	50
Ofenkartoffeln	95	Süßkartoffel	50
Pommes frites	95	Vollkornteigwaren (Vollweizen)	50
Reismehl	95	Spaghetti al dente (max. 5 Min. gek.)	45
modifizierte Stärke	95	frische Erbsen	40
Kartoffelpüreepulver	90	Vollkorngetreideflocken, ungezuckert	40
Kartoffelchips	90	Haferflocken	40
Honig	85	rote Bohnen	40
Weißbrot (Hamburger)	85	frischer Fruchtsaft, ungezuckert	40
Karotten, gekocht	85	Pumpernickel	40
Cornflakes, Popcorn	85	Vollkornroggenbrot	40
Schnellkochreis	85	100%iges Vollkornbrot	40
Reispudding/Milchreis	85	Eis mit Alginaten (z.B. Agar-Agar oder Karrageen)	40
Puffreis	85	Vollkornteigwaren (al dente)	40
Saubohnen, gekocht (dicke Bohnen)	80		
Riesenkürbis	75	Feigen, getrocknete Aprikosen	35
Wassermelone	75	Indianischer Mais	35
Zucker (Saccharose – der übliche weiße Zucker)	70	Wildreis	35
Weißbrot (Baguette)	70	Quinoa	35
Getreideflocken, gezuckert	70	Karotten, roh	30
Schokoriegel	70	Milchprodukte	30
Salzkartoffeln	70	weiße Bohnen	30

Kohlenhydrate mit hohem glykämischem Index		Kohlenhydrate mit niedrigem glykämischem Index	
Coca-Cola, Limonade	70	braune/gelbe Linsen	30
Kekse	70	Kichererbsen	30
Mais, Neuzüchtung	70	anderes frisches Obst (Äpfel, Birnen, Orangen, Aprikosen ...)	30
weißer Reis	70	grüne Bohnen	30
Teigwaren, Ravioli	70	Glasnudeln (Soja)	30
Rosinen	65	Fruchtaufstrich (ohne Zucker)	22
Mischbrot	65	grüne Linsen	22
Pellkartoffeln	65	kleine weiße Bohnen (Flageolet)	22
Rote Bete	65	Trockenerbsen	22
Marmelade, gezuckert	65	schwarze Schokolade (> 70 % Kakao)	22
Weizengrieß	60	Fructose	20
Langkornreis	60	Soja, Erdnüsse	15
Banane, Melone	60	Frischgemüse, Tomaten, Auberginen, Zucchini, Knoblauch, Zwiebeln	< 15
Spaghetti, weich gekocht	55		
Sandgebäck	55		

Lipide (Fette)

Seit mehreren Jahrzehnten sind die Fette Gegenstand einer wahren Hysterie, da die Ernährungswissenschaftler darin lange Zeit die Ursache für sämtliche Übel sahen. Von diesen Übertreibungen hat man in den letzten Jahren glücklicherweise weitgehend Abstand genommen.

Fette sind unentbehrlich

Lipide werden vom Organismus benötigt, denn:

- sie liefern speicherbare Energie;
- sie bilden die Wand der Zellmembranen, insbesondere der Neuronen des Gehirns;
- sie ermöglichen die Bildung von Hormonen und Prostaglandinen;

- sie sind Träger der fettlöslichen Vitamine (A, D, E und K);
- sie tragen zur Bildung der Gallensalze bei;
- sie sind die einzige Quelle der essentiellen Fettsäuren.

Die zwei Seiten des Cholesterins

Cholesterin ist für den Organismus kein Fremdstoff. Es wird für die Durchlässigkeit der Zellmembranen, die Hormonbildung in der Nebenniere und die Bildung von Vitamin D durch die Haut benötigt. Entgegen der weit verbreiteten Ansicht besteht zwischen der über die Nahrung aufgenommenen Cholesterinmenge und dem Cholesteringehalt im Blut kein Zusammenhang. Der größte Teil des Cholesterins wird nämlich vom Organismus selbst in der Leber hergestellt.

Außerdem gibt es nicht nur *ein* Cholesterin, sondern man unterscheidet:

- das Gesamtcholesterin, das bei jüngeren Erwachsenen höchstens 2 g pro Liter Blut betragen sollte;
- das LDL-Cholesterin, auch »schlechtes Cholesterin« genannt, das sich in den Arterienwänden ablagert und dadurch die Verstopfung der Gefäße begünstigt. Bei jüngeren Erwachsenen sollte es höchstens 1,30 g/l erreichen;
- das HDL-Cholesterin, auch »gutes Cholesterin« genannt, das sich nicht in den Gefäßen ablagert, sondern die Arterienwände von ihren Fettablagerungen reinigt. Je höher seine Konzentration ist, umso mehr verringern sich die Herz-Kreislauf-Risiken. Das HDL-Cholesterin sollte beim Mann über 0,45 g/l und bei der Frau über 0,55 g/l betragen.

Wichtig ist, dass das Verhältnis Gesamtcholesterin/HDL-Cholesterin unter 4,5 liegt.

Die verschiedenen Fette oder Fettsäuren

In den Lebensmitteln kommen die Fette in Form von Triglyceriden vor, die durch die Verdauung in Fettsäuren umgewandelt werden.

Es gibt drei Arten von Fettsäuren:

a) Gesättigte Fettsäuren

   Man findet sie in:
   - Fleisch und Wurst;
   - Geflügelhaut;
   - Vollmilchprodukten, Butter und Käse;
   - Eiern;
   - Palmöl und Palmkernöl.

   Sie erhöhen das Gesamtcholesterin und das LDL-Cholesterin. Die Bildung von Fettablagerungen wird begünstigt, so dass die Gefäße auf lange Sicht verstopfen.

b) Mehrfach ungesättigte Fettsäuren
   - pflanzlichen Ursprungs: Walnussöl, Haselnussöl, Mandelöl, Sonnenblumenöl, Maiskeimöl, Sojaöl, Rapsöl und Erdnussöl sowie Pflanzenmargarine;
   - tierischen Ursprungs: Fischöle.

   Sie senken den Gesamt-Cholesterinspiegel, setzen aber bedauerlicherweise auch das HDL-Cholesterin herab.

c) Einfach ungesättigte Fettsäuren

   Man findet sie vor allem in:
   - Olivenöl;
   - Gänse- und Entenfett;
   - Foie gras (Gänse- oder Entenstopfleber);
   - Kakao.

   Sie senken den Gesamt-Cholesterinspiegel und das LDL-Cholesterin (»schlechtes Cholesterin«) und erhöhen den Gehalt an »gutem Cholesterin«. Deshalb sollten sie bevorzugt verzehrt werden.

Lipidzufuhr

Bei mehreren Umfragen hat sich gezeigt, dass bei den über Sechzigjährigen etwa 35 % der gesamten Energiezufuhr aus Fetten besteht, während Ernährungswissenschaftler davon ausgehen, dass 30 % nicht überschritten werden sollten. Doch es kommt nicht so sehr auf die Quantität wie auf die Qualität an.

Der einzige Grund, weshalb man die Lipidzufuhr etwas verringern sollte, besteht in der Vorbeugung bestimmter Krebsarten. Darm- und Prostatakrebs treten häufiger auf, wenn die Menge der verzehrten Fette über 40% liegt.

Gesättigte Fettsäuren

- Fleisch sollte nicht täglich auf dem Speiseplan stehen; drei- bis viermal in der Woche (wegen der Zufuhr von Proteinen, Eisen und Vitamin B 12) im Wechsel mit Geflügel, Eiern und Fisch reicht völlig aus. Es versteht sich von selbst, dass möglichst fettarmes Fleisch gewählt werden sollte.
- Halbfettmilchprodukte oder Milchprodukte mit 0 % Fettgehalt sind bevorzugt zu verzehren, wobei zwischen einem Naturjoghurt (1,2 % Fett) und einem Magerjoghurt (0,3 %) kaum Unterschiede bestehen.
- Je höher der Kalziumgehalt von Käse ist (z. B. Greyerzer), umso weniger werden die darin enthaltenen gesättigten Fette assimiliert (sie werden zum Teil über den Darm ausgeschieden). Deshalb sollte der Verzehr von Käse auf keinen Fall eingeschränkt werden, da er zudem keine Laktose enthält und proteinreich ist.
- Auch in Eiern finden sich gesättigte Fettsäuren und Cholesterin. Doch dieser Gehalt wird durch das vorhandene Lecithin weitgehend ausgeglichen (wenn nicht sogar zum großen Teil neutralisiert), so dass überhaupt kein Grund besteht, auf Eier zu verzichten.
- Palmöl, das aufgrund seiner pflanzlichen Herkunft lange Zeit über alle Maßen gelobt wurde, sollte man so gut wie möglich meiden, da es eines der schlechtesten Fette ist. Es kommt vor allem in Keksen und in anderem industriell gefertigtem Gebäck vor. In der von der Nahrungsmittelindustrie angegebenen Zutatenliste kann es sich sogar unter der vagen Bezeichnung »pflanzliche Öle« verbergen. Deshalb sollten Speisen bevorzugt werden, bei denen deutlich gekennzeichnet ist, dass Sonnenblumen- oder Olivenöl verwendet wurde.

Ein- und mehrfach ungesättigte Fettsäuren
Olivenöl führt das Feld der »guten Fette« an. Bezüglich der Mengenzufuhr bestehen keinerlei Einschränkungen, allerdings sollte es naturrein und kaltgepresst (erste Pressung) sein. Olivenöl bildet die Grundlage der berühmten mediterranen (genauer gesagt kretischen) Ernährungsweise, die einen optimalen Schutz vor Herz-Kreislauf-Erkrankungen bietet. Da jedoch nicht sämtliche vom Organismus benötigten Nährstoffe darin enthalten sind (insbesondere essentielle Fettsäuren), empfiehlt es sich, zusätzlich Sonnenblumenöl zu verwenden, zum Beispiel zum Anmachen von Salaten. Man sollte wissen, dass sich pflanzliche Öle im Allgemeinen durch Erhitzen chemisch verändern und sich somit schädlich auf den Herz-Kreislauf-Bereich auswirken können.

Deshalb ist es besser, Olivenöl oder Gänsefett zu verwenden, da sie hitzebeständiger sind.

So genannte »essentielle« Fettsäuren
Es gibt zwei Fettsäuren, die auf jeden Fall über die Nahrung zugeführt werden müssen, da sie genauso unentbehrlich sind wie Vitamine.

- Linolsäure
  Linolsäure findet sich in Sonnenblumenöl und Maiskeimöl. Im Organismus von Erwachsenen ist eine für sechzig Tage ausreichende Menge gespeichert, ältere Menschen dagegen müssen diese Fettsäure mit der täglichen Nahrung zu sich nehmen, weil sie sie nicht mehr speichern können.
  Ein Mangel an Linolsäure führt zu Zellstörungen im Bereich der Haut, der Schleimhäute und der endokrinen Drüsen sowie zu Gefäßschädigungen.
- α-Linolensäure
  Der Tagesbedarf von α-Linolensäure liegt bei 2 g. Ältere Menschen nehmen durchschnittlich 250 mg pro Tag zu sich (also achtmal weniger), bei 20 % findet überhaupt keine Zufuhr dieser Fettsäure statt.

α-Linolensäure findet sich in Rapsöl, Walnüssen, Haselnüssen, Mandeln und sogar in Butter. Ein Mangel an dieser Fettsäure führt zu Veränderungen der Zellmembranen, insbesondere im Bereich des Gehirns, die durch Störungen des Gedächtnisses und der Lernfähigkeit zum Ausdruck kommen, sowie zu Schädigungen im Bereich der Netzhaut, die eine ernsthafte Beeinträchtigung des Sehvermögens zur Folge haben.

Weitere unentbehrliche Fettsäuren

- Docosahexaensäure
  Sie ist an der Bildung und Erhaltung des Gehirngewebes beteiligt. Der Organismus kann diese Fettsäure theoretisch in der Leber – ausgehend von der α-Linolensäure – selbst herstellen. Bei älteren Menschen ist dies jedoch nicht mehr möglich, da bestimmte Enzyme in ihrer Funktion beeinträchtigt sind.
- Eicosapentaensäure
  Diese Fettsäure spielt aufgrund ihrer positiven Eigenschaften eine wichtige Rolle bei der Vorbeugung von Herz-Kreislauf-Störungen:
  - sie verringert den Gehalt der Triglyceride im Blut;
  - sie verbessert die Fließfähigkeit des Blutes, wodurch die Bildung von Gerinnseln, Ursache von Thrombosen, verhindert wird;
  - sie trägt zu einer Senkung des Cholesterinspiegels bei.

Um eine ausreichende Zufuhr der beiden Fettsäuren zu gewährleisten, genügt der Verzehr von etwa 100 g Fisch drei- bis viermal in der Woche. Sämtliche fetten Fischarten sind besonders zu empfehlen: Lachs, Sardinen, Makrelen.

Nicht energetische Nährstoffe

Ballaststoffzufuhr

Die Ballaststoffe wurden lange Zeit vernachlässigt, da sie keinen Energiewert besitzen. Heute weiß man, dass sie trotzdem eine äußerst wichtige Rolle spielen, insbesondere was ihre regulierende Funktion bei zahlreichen Stoffwechselreaktionen betrifft.

Unlösliche Ballaststoffe

Dazu zählen Zellulose, ein Großteil der Hemizellulosen und Lignin. Man findet sie vor allem in Obst, Gemüse, Getreide und in Hülsenfrüchten.

Unlösliche Ballaststoffe saugen Wasser auf wie ein Schwamm und erhöhen dadurch das Volumen und den Wassergehalt des Darminhaltes. Damit wird der Verstopfung entgegengewirkt, an der viele ältere Menschen leiden. Außerdem verhindern sie die Entstehung von Gallensteinen und besitzen eine vorbeugende Wirkung bei Dickdarm- und Mastdarmkrebs.

Lösliche Ballaststoffe

Dazu zählen Pektin (Obst), Pflanzenmehl- und Quellstoffe (Hülsenfrüchte), Alginate (Algen) und bestimmte Hemizellulosen (Gerste, Hafer).

Lösliche Ballaststoffe absorbieren eine sehr große Wassermenge und bilden dadurch ein dickes Gel, das die Absorption von Kohlenhydraten und Lipiden reguliert. Dies führt zu einer Senkung des Blutzuckerspiegels und des Hyperinsulinismus, woran vor allem ältere Menschen leiden, sowie zu einer Verbesserung von Diabetes.

Außerdem verringern Ballaststoffe den Gehalt an Cholesterin und Triglyceriden im Blut und schützen somit vor Herz-Kreislauf-Erkrankungen.

Nachteile der Ballaststoffzufuhr

Ballaststoffe fermentieren im Darm, so dass die Entstehung von Blähungen und Bauchschmerzen begünstigt wird. Dies ist vor allem dann der Fall, wenn man sich bisher ballaststoffarm ernährt hat und übergangslos ballaststoffreiche Nahrung zu sich nimmt. Die Störungen treten vor allem bei Personen über sechzig Jahren auf, die einen empfindlichen Darm besitzen und an Darmkrämpfen leiden.

Um solche Störungen zu vermeiden, sollte die Ballaststoffzufuhr ganz allmählich gesteigert werden (+5 g pro Woche), damit der Dickdarm sich daran gewöhnen und die Darmflora sich auf die Veränderung einstellen kann. Selbst wer an Kolitis (Dickdarmentzündung) oder Divertikulose leidet, sollte nicht völlig auf Ballaststoffe verzichten: Um eine ausreichende Zufuhr über die Nahrung zu gewährleisten, empfiehlt es sich, abwechselnd rohe und gekochte Ballaststoffe zu sich zu nehmen (gekochte Ballaststoffe sind besser verträglich als rohe Ballaststoffe, die eine größere Reizwirkung besitzen).

Zu Beginn lassen sich Blähungen und Darmschmerzen wirksam mit Kohle, Ton oder krampflösenden Medikamenten bekämpfen.

Früher nahm man an, dass die in Getreide enthaltene Phytinsäure die Absorption von Kalzium stören würde. Es wurde sogar behauptet, dass Vollkornbrot einen Kalkmangel hervorrufen würde. Neuere Untersuchungen haben jedoch gezeigt, dass dies nicht der Fall ist, vor allem dann nicht, wenn die Herstellung des Brotes mit Hefe oder Natursauerteig und auf traditionelle Art erfolgt.

Ballaststoffe stören auch nicht die Absorption von Vitaminen, Mineralstoffen und Spurenelementen.

Empfohlene tägliche Ballaststoffzufuhr

Die empfohlene Ballaststoffzufuhr beträgt 30–40 g pro Tag. Laut Statistik liegt der Verzehr bei älteren Menschen jedoch weit unter 20 g. Es hat sich auch gezeigt, dass die Menge der durchschnittlich zugeführten Ballaststoffe mit den Jahren abnimmt.

	60–64 Jahre	65–69 Jahre	70–74 Jahre	75–79 Jahre	über 80 Jahre
Männer	20 g	17 g	14 g	13 g	9 g
Frauen	15 g	17 g	19 g	17 g	14 g

Daraus wird ersichtlich, dass vor allem bei Männern ein Rückgang der Ballaststoffzufuhr zu verzeichnen ist. Dies begünstigt die Entstehung von Verstopfung und von Krebs im Bereich der Verdauungsorgane.

Um eine ausreichende Ballaststoffzufuhr zu gewährleisten, empfiehlt sich der Verzehr der nachfolgend aufgeführten Lebensmittel, die nach den einzelnen Mahlzeiten unterteilt wurden (siehe auch die Tabelle im Anhang 4, Seite 229 dieses Buches):

Frühstück	Mittag- und Abendessen	Nachmittagsimbiss
Obst	Rohkost	frisches Obst
Müsli	Gemüsesuppe	Trockenfrüchte (Pflaumen, Aprikosen, Feigen)
Vollkornbrot	Hülsenfrüchte	Ölfrüchte (Mandeln, Walnüsse, Haselnüsse)
ballaststoffreiche Cracker	Vollkornprodukte (Reis, Nudeln, Grieß)	Vollkornkekse
Fruchtkonfitüre ohne Zucker	Salat	Fruchtkonfitüre ohne Zucker
	Vollkornbrot Kompott	

Flüssigkeitszufuhr

Mehr als zwei Drittel unseres Körpers bestehen aus Flüssigkeit. Deshalb ist eine ausreichende Flüssigkeitszufuhr für die Funktionsfähigkeit des Organismus unentbehrlich. Man muss wissen, dass ein noch so geringer Flüssigkeitsverlust fatale Auswirkungen auf die Gesundheit haben kann.

Ältere Menschen trinken zu wenig

Das Risiko einer Dehydrierung steigt mit zunehmendem Alter, was verschiedene Ursachen hat:

- Das Durstgefühl ist nicht mehr so ausgeprägt und setzt verspätet ein. Wenn man Durst verspürt, deutet dies im Übrigen bereits auf eine Dehydrierung hin. Am besten wäre es gewesen, wenn man sich bereits in jungen Jahren angewöhnt hätte, regelmäßig Flüssigkeit zuzuführen.
- Manche Leute neigen dazu, wenig zu trinken, um den Harndrang, insbesondere nachts, zu reduzieren.
- Einige ältere Menschen, die sich nicht mehr selbstständig versorgen können, verlangen nichts zu trinken, da sie niemanden stören möchten.
- Behandlungen mit falsch dosierten Diuretika können einen erheblichen Flüssigkeitsverlust nach sich ziehen.

Die Folgen einer Dehydrierung sind beträchtlich:

- Schnellere Ermüdung: Wenn der menschliche Körper 1 % seiner Flüssigkeit verliert, nimmt seine Muskelkraft um 10 % ab. Der Verlust von 1,2 Liter Flüssigkeit bei einer Person mit einem Körpergewicht von sechzig Kilo (durch eine zu geringe Flüssigkeitszufuhr oder durch eine übermäßige Harnentleerung) verringert die Muskelkraft um 20 %.
- Anstieg des Harnsäuregehaltes im Blut, wodurch die Bildung von Harnsteinen begünstigt wird.
- Darmentleerung überwiegend mit festem und schwer ausscheidbarem Stuhl.
- Trockene Haut, die durch verstärkte Faltenbildung schneller altert.

Bei starker Hitzeeinwirkung, Fieber mit erhöhter Schweißabsonderung und Diarrhoe (Durchfall) können sich die Störungen deutlich verschlimmern.

Schutz vor Dehydrierung

Unser Körper verliert täglich etwa 2,4 Liter Flüssigkeit:

- 100 ml über den Darm;
- 1400 ml Harn;
- 500 ml über die Atmung;
- 400 ml Schweißabsonderung (bei starker Hitze noch viel mehr).

Etwa 1 Liter Flüssigkeit gelangt über feste Nahrung in den Körper. Somit bleiben 1,4 Liter, die zum Ausgleich in Form von Getränken zugeführt werden müssen. Dies lässt sich mit Leitungs- oder Mineralwasser bewerkstelligen. Dabei zählt sämtliche Flüssigkeit, die man über den Tag verteilt zu sich nimmt.

- Kaffee;
- Tee;
- Kräutertees (natürlich keine harntreibenden);
- Kakao;
- Suppen;
- Milch (wenn keine Laktoseunverträglichkeit vorliegt);
- Sojasaft (fälschlicherweise als »Sojamilch« bezeichnet);
- frisch gepresster Fruchtsaft;
- Wein;
- Bier.

Folgende Getränke sollte man meiden:

- Cola, Limonade und industriell hergestellte Fruchtsäfte, die zu viel Zucker enthalten;
- so genannte »Light«-Produkte, die einen zu hohen Gehalt an Phosphor aufweisen, was Kalkmangel zur Folge haben kann.

Wann sollte die Flüssigkeitszufuhr erfolgen?

Um die bei älteren Menschen in verringertem Maße produzierten Verdauungssäfte nicht zu verdünnen, empfiehlt es sich, vor und während den Mahlzeiten nicht zu viel zu trinken (zwei Gläser reichen völlig aus).

Zwischen den Mahlzeiten ist dagegen auf eine regelmäßige Flüssigkeitszufuhr zu achten. Daher rührt die Bedeutung der Zwischenmahlzeiten, insbesondere des Nachmittagsimbisses, die nie ausgelassen werden sollten. Wer keinen Durst verspürt oder dazu neigt, das Trinken zu vergessen, täte gut daran, den Genuss eines Glases Wasser mehrmals am Tag als genauso wichtig wie die Einnahme eines Medikamentes anzusehen.

Die empfohlene Flüssigkeitszufuhr von 1,4 l lässt sich beispielsweise wie folgt erreichen:

nach dem Aufstehen:	150 ml (Wasser oder frischer Fruchtsaft)
Frühstück:	¼ l (Magermilch, Tee oder Kaffee)
gegen 10 Uhr:	150 ml (Wasser)
Mittagessen:	200 ml (Wein und Wasser)
gegen 15 Uhr:	150 ml (Wasser)
Nachmittagsimbiss:	150 ml (Tee, Kräutertee)
Abendessen:	200 ml (Wein und Wasser)
vor dem Schlafengehen:	150 ml (Kräutertee oder Wasser)

Man darf jedoch nicht vergessen, dass salzreiche Kost den Flüssigkeitsbedarf erhöht. Dies gilt auch bei übermäßiger Schweißabsonderung durch starke Hitzeeinwirkung oder bei Fieber. Wenn man sich körperlich betätigt, ist es wichtig, vor, während und nach der Anstrengung Flüssigkeit zuzuführen.

Alkoholische Getränke

Bier

Gegen den Genuss von Bier ist nichts einzuwenden, vorausgesetzt, es wird zu den Mahlzeiten getrunken. Dabei sollte die Menge von 600 ml pro Tag nicht überschritten werden. Bierkonsum auf nüchternen Magen ist zu meiden, da sonst die Entstehung von Hypoglykämie begünstigt wird. Unter diesem Gesichtspunkt ist eher alkoholfreies Bier zu empfehlen.

Wein

Zahlreiche Untersuchungen haben gezeigt, dass der Genuss von zwei bis drei Gläsern (à 0,1 l) Wein pro Tag einen wirksamen Schutz vor Herz-Kreislauf-Erkrankungen darstellt. Außerdem fungieren die in Wein enthaltenen Polyphenole als Antioxidanzien, die durch ihren Kampf gegen die freien Radikale dem Alterungsprozess entgegenwirken.

Tanninhaltiger Rotwein weist im Übrigen einen sehr hohen Gehalt an Mineralstoffen und Spurenelementen, insbesondere Eisen, auf. Weißweine mit stark harntreibender Wirkung sind dagegen zu meiden.

Mikronährstoffe

Mikronährstoffe (Vitamine, Mineralstoffe und Spurenelemente) dienen den Makronährstoffen (Proteine, Kohlenhydrate, Lipide) als chemische Katalysatoren. Sie sorgen für die Funktionsfähigkeit der »Stoffwechselfabrik« und ermöglichen damit die Assimilierung der energetischen Nährstoffe.

Mikronährstoffe sind somit unentbehrlich, weshalb darauf geachtet werden sollte, dass eine ausreichende Menge über die Nahrung zugeführt wird. So wird gewährleistet, dass die Funktionen des menschlichen Körpers aufrechterhalten werden und er sich bei guter Gesundheit befindet, ohne dass Müdigkeitserscheinungen auftreten.

In den westlichen Ländern, wo ein Überangebot an Nahrungsmitteln besteht, gibt es keine Mangelkrankheiten mehr (Skorbut, Beri-Beri, Pellagra). Ein Mangel an Mikronährstoffen ist dagegen ziemlich häufig anzutreffen. Dadurch kann es nicht nur zu einer Beschleunigung des Alterungsprozesses, sondern auch zu einer Erhöhung der Krankheitsanfälligkeit kommen.

Die unzureichende Zufuhr von Mikronährstoffen hat zwei Ursachen. Sie ist zunächst einmal die Folge einer unausgewogenen Ernährung, die auf schlechten Essgewohnheiten beruht, d.h. die Mahlzeiten werden nicht abwechslungsreich zusammengestellt, sondern bestehen stets aus den gleichen Lebensmitteln.

Die andere Ursache besteht darin, dass eine Vielzahl der industriell gefertigten Lebensmittel zu wenig Mikronährstoffe enthält. Dies beruht auf:
- einer intensiven Bewirtschaftung des Bodens, die ausschließlich auf Produktivität ausgerichtet ist und mit einem massiven Einsatz von Kunstdünger und modernen Pflanzenschutzmitteln (Pestizide, Insektizide, Herbizide) einhergeht;
- einer Ernte vor dem Reifezeitpunkt;
- zu langen Transport- und Lagerzeiten;
- zu starkem Raffinieren;
- einer langen Konservierung;
- einer unangemessenen Zubereitung;
- falschem Erhitzen.

Antioxidanzien

Dazu zählen:
- Vitamin A (und vor allem sein Vorläufer, das Beta-Carotin);
- Vitamin C;
- Vitamin E;
- Selen;
- Zink;
- Kupfer;
- Polyphenole.

Die Funktion der Antioxidanzien besteht darin, die freien Radikale zu bekämpfen. Es sei mit Nachdruck daran erinnert, dass die freien Radikale maßgeblich an der Zellalterung, insbesondere im Bereich des Gehirns, beteiligt sind. Sie spielen wahrscheinlich bei der Entstehung der Parkinson- und der Alzheimerkrankheit eine Rolle.

Dies gilt ebenso für Krankheiten, die häufig ab dem fünfzigsten Lebensjahr auftreten, vor allem:
- Herz-Kreislauf-Störungen;
- Krebs;
- Immunschwäche (Ursache von Infektionen);
- Entzündungen und Sklerose;
- grauer Star;
- Diabetes.

Bekanntlich bewirken die freien Radikale indirekt die Zerstörung der Zellen (siehe Anhang 2 auf Seite 221). Deshalb sollten genügend Antioxidanzien über die Nahrung aufgenommen werden. Untersuchungen, die an Personen über sechzig Jahren durchgeführt wurden, haben gezeigt, dass im Vergleich zur tatsächlich benötigten Menge häufig eine viel zu geringe Zufuhr erfolgt.

Da in den heutigen Lebensmitteln zu wenig Antioxidanzien enthalten sind, stellt sich die Frage, ob unsere Nahrung durch entsprechende, von der Pharmaindustrie hergestellte Tabletten ergänzt werden sollte. Dabei würde man jedoch vernachlässigen, dass Vitamine oder Spurenelemente nicht isoliert in Lebensmitteln vorkommen, sondern dass es noch andere Nährstoffe gibt, die an der Assimilierung der Nahrung beteiligt sind. Außerdem ist die Dosierung synthetischer Mikronährstoffe nicht einfach und es kommt meistens zu einer zu hohen oder zu geringen Zufuhr, was schädlichere Auswirkungen haben kann als der anfängliche Mangel, den es zu beheben gilt.

Deshalb ist bei derartigen Zusatzpräparaten, bei denen die Vermarktung im Vordergrund steht, Vorsicht angebracht. Jedenfalls wurde in keiner Untersuchung nachgewiesen, dass dadurch ernährungsbedingte Mängel ausgeglichen werden können. Es scheint vielmehr, dass Mikronährstoffe durch natürliche und »lebende« Substanzen zugeführt werden müssen, damit sie ihre Wirkung entfalten können. Man sollte somit darauf bedacht sein, Antioxidanzien in ausreichender Menge über die tägliche Nahrung zu sich zu nehmen.

Lebensmittel mit einem hohen Gehalt an Antioxidanzien

Vitamin E	Vitamin C	Beta-Carotin	Kupfer
Weizenkeimöl	Hagebutte	rohe Karotten	Austern
Maiskeimöl	schwarze Johannisbeeren	Kresse	Kalbsleber
Sojaöl	Petersilie	Spinat, Sauerampfer	Schafsleber
Sonnenblumenöl	Kiwi	Mango	Muscheln
Erdnussöl	Brokkoli	Melone	Kakaopulver
Rapsöl	Sauerampfer	Aprikosen	Rindsleber
Olivenöl	roher Paprika	Brokkoli	Weizenkeime
Weizenkeime	Estragon	Pfirsiche	weiße Bohnen
Haselnüsse, Mandeln	roher Grünkohl	Tomaten	Haselnüsse
gekeimtes Getreide	Kresse	Orangen	Trockenerbsen
Walnüsse, Erdnüsse	roher Rotkohl	Löwenzahn	Haferflocken
Wildreis	Zitronen, Orangen	Kerbel, Petersilie	Walnüsse

Vitamin A	Selen	Zink	Polyphenole
Lebertran	Austern	Austern	Wein
Leber	Hühnerleber	Trockenerbsen	Traubenkernöl
Butter	Rindsleber	Entenleber	grüner Tee
gekochte Eier	Fisch	Bierhefe	Olivenöl
Aprikosen	Eier	Trockenbohnen	Zwiebeln
Käse	Pilze	Nieren	Äpfel
Lachs	Zwiebeln	Aal	
Vollmilch	Schrotbrot	Linsen	
Sardinen	Vollkornreis	Fleisch	
Crème fraîche	Linsen	Schrotbrot	

Es folgt ein Beispiel, wie die Mahlzeiten eines Tages zusammengestellt werden können, um eine ausreichende Zufuhr von Antioxidanzien zu gewährleisten:

Frühstück	Mittagessen	Nachmittagsimbiss	Abendessen
gepresster Zitronensaft	Austern	Haselnüsse, Mandeln	geraspelte Karotten mit Olivenöl
2 Kiwis	Kalbsleber mit Brokkoli und Linsen	Trockenaprikosen	Lachs mit Vollkornreis
Schrotbrot mit Butter	Naturjoghurt	grüner Tee	Kressesalat
Kakao aus Halbfettmilch	ein Glas Wein		Käse mit Walnüssen ein Glas Wein

Weitere Mikronährstoffe

Vitamin B 9 oder Folsäure

Vitamin B 9 wird für den Proteinstoffwechsel benötigt und ist am Zellaufbau beteiligt. Mehrere Untersuchungen haben gezeigt, dass bei Personen über sechzig Jahren häufig ein Mangel besteht.

Dieser Mangel hat mehrere Ursachen:

- allgemein unausgewogene Ernährung bei älteren Menschen;
- langwierige Infektionen;
- Medikamenteneinnahme, insbesondere:
  - Sulfonamide;
  - Diuretika;
  - Antiepileptika;
  - Barbiturate;
  - Medikamente gegen Hypercholesterinämie;
  - Medikamente gegen Diabetes;
  - Antiseptika gegen Harnerkrankungen.
- übermäßiger Alkoholkonsum: 1 Liter Wein pro Tag (entspricht 80 g reinem Alkohol) reicht aus, um einen Mangel entstehen zu lassen.

Bei einem Mangel an Folsäure treten folgende Symptome auf:

- Müdigkeit;
- Depressionen;
- Gedächtnisstörungen;

- Schlafstörungen;
- geistige Verwirrung;
- Verschlechterung des Allgemeinzustandes.

Da diese Beschwerden leider ziemlich häufig anzutreffen sind, schreibt man sie eher dem fortgeschrittenen Alter zu und verordnet die entsprechenden Medikamente (Antidepressiva, Neuroleptika), obwohl nur ein Vitaminmangel vorliegt.

Deshalb sollte man sich bemühen, die benötigte Menge von 300 Mikrogramm pro Tag über die Nahrung zuzuführen.

Lebensmittel mit einem hohen Gehalt an Vitamin B 9 (in µg/100 g)

Bierhefe	500–1500	Vollkornbrot	40–60
Leber	30–80	Nieren	30–60
Austern	240	Käse	5–60
Sojabohnen	220	Milch	50
Kresse	170–320	geräucherter Schellfisch	50
Fenchel	110	Obst, Karotten	10–30
frisches Gemüse	50–110	Schokolade	10
Hülsenfrüchte	35–130		

Man muss wissen, dass Folsäure sehr empfindlich ist und durch Licht, Hitze und Oxidationsmittel leicht zerstört werden kann. Wenn diese Faktoren zusammenkommen, hat dies häufig einen Vitaminverlust von 60 % zur Folge. Bei einem zehnminütigen Erhitzen auf 110 °C werden 65 % der Folsäure zerstört.

Vitamin B 6

Vitamin B 6 wird für die Funktionsfähigkeit zahlreicher Enzyme benötigt, die am Proteinstoffwechsel beteiligt sind.

Ein Mangel an diesem Vitamin kommt in der Bevölkerung sehr häufig vor, insbesondere bei älteren Menschen. Dabei besteht das Problem, dass die Symptome äußerst banal sind und deshalb keine Aufmerksamkeit erregen:

- Reizbarkeit;
- Müdigkeit;
- Schwindel;
- Übelkeit;
- fettige Haut;
- Verlangen nach Süßigkeiten.

Welcher Arzt denkt schon an einen Vitamin-B 6-Mangel, wenn bei einer älteren Person Müdigkeit, Depressionen, Reizbarkeit und Heißhunger auf Süßigkeiten vorliegen?

Damit die tägliche Zufuhr von 2 mg gewährleistet ist, sollten folgende Lebensmittel verzehrt werden, die einen besonders hohen Gehalt an Vitamin B 6 aufweisen:

Lebensmittel mit einem hohen Gehalt an Vitamin B 6 (in mg/100 g)

Bierhefe	5–10	Kalbs- oder Schafsleber	1,2
Weizenkeime	1–5	Vollkornbrot	0,5
Sojabohnen	1–2	Hülsenfrüchte	0,5

Vitamin B 6 ist empfindlich und kann durch folgende Faktoren zerstört werden:
- Licht;
- Raffinieren der Lebensmittel
  (bei Mehl hat dies einen Verlust von 75 % zur Folge);
- Einnahme von Psychopharmaka;
- übermäßigen Alkoholkonsum.

Vitamin D

Vitamin D spielt bei der Absorption von Kalzium für die Knochenbildung und -erneuerung eine wichtige Rolle. Es gibt zwei Quellen dafür: die Nahrung (siehe nachfolgende Liste) und die Haut, die dieses Vitamin durch Sonneneinstrahlung herstellen kann.

Um die täglich benötigte Menge an Vitamin D zu erhalten,

genügt es, das Gesicht und die Hände mindestens dreimal in der Woche zwischen 11 und 14 Uhr der Sonne auszusetzen. Leider meiden viele der über Siebzigjährigen die Sonne, so dass das Risiko einer zu geringen Vitamin-D-Produktion über die Haut besteht.

Vitamin-D-Mangel lässt bei älteren Menschen Osteomalazie (vergleichbar mit Rachitis bei Kindern) entstehen, was durch Schmerzen beim Gehen zum Ausdruck kommt. Auch in diesem Fall ist es nicht selbstverständlich, dass bei einer älteren Person, die plötzlich Gehprobleme hat, sofort die Diagnose eines Vitamin-D-Mangels gestellt wird. Im fortgeschrittenen Stadium der Erkrankung kann der Arzt jedoch anhand von Röntgenaufnahmen des Beckens die charakteristischen Knochenfissuren feststellen.

Eine Vitamin-D-Behandlung führt schnell zum Erfolg. Ein Mangel lässt sich jedoch am besten dadurch vermeiden, dass man regelmäßig die nachfolgend aufgeführten Lebensmittel verzehrt und sich so oft wie möglich der Sonne aussetzt.

Lebensmittel mit einem hohen Gehalt an Vitamin D

Lebertran	Pilze
Thunfisch	Schweinefleisch
Sardinen	Huhn
Eigelb	Leber

Vitamin B 1

Vitamin B 1 wird für die Bildung von Enzymen benötigt, die den Abbau und die Assimilierung von Kohlenhydraten ermöglichen. Außerdem spielt dieses Vitamin für die Funktion des Nervensystems eine wichtige Rolle.

In den raffinierten Produkten unserer heutigen Ernährung ist der Vitamin-B 1-Gehalt sehr gering, obwohl gerade Personen ab dem sechzigsten Lebensjahr, die eine Vorliebe für Süßigkeiten und Gebäck haben, besonders viel davon benötigen. Laut Statistik lässt sich bei 80 % der über Sechzigjährigen ein Mangel an Vitamin B 1 feststellen.

Neben der unzureichenden Zufuhr über die Nahrung wird dieser Mangel begünstigt durch:
- schlechte Absorption im Darm;
- Diabetes;
- übermäßigen Verzehr von raffinierten Kohlenhydraten;
- Diuretika;
- Fieber;
- übermäßigen Alkoholkonsum.

Ein Mangel an Vitamin B 1 kommt durch folgende Störungen zum Ausdruck:
- Müdigkeit;
- Reizbarkeit;
- Gedächtnisstörungen;
- Depressionen;
- Appetitlosigkeit;
- Muskelschmerzen und -schwäche;
- Verstopfung.

Damit die täglich benötigte Menge von 1,5 mg gewährleistet ist, sollten folgende Lebensmittel bevorzugt verzehrt werden:

Lebensmittel mit einem hohen Gehalt an Vitamin B 1 (in mg/100 g)

Bierhefe	2–35	Linsen	0,1–0,3
Weizenkeime	0,2–3	weiße Bohnen	0,1–0,3
Vollkornbrot	0,4	Leber, Nieren	0,2–0,5
Schrotbrot	0,5	Fleisch	0,1–0,4

Auch Vitamin B 1 ist sehr empfindlich und wird teilweise zerstört durch:
- Hitze (Kochen oder Sterilisieren zur Haltbarmachung);

– übermäßigen Alkoholkonsum;
– bestimmte Medikamente (Antibiotika, Laxativa).

Kalzium

Kalzium spielt vor allem in der zweiten Lebenshälfte eine wichtige Rolle, um der Osteoporose entgegenzuwirken. Die täglich benötigte Menge beträgt 1,5 g. Dennoch nehmen 58 % der Frauen nach der Menopause weniger als 0,8 g pro Tag zu sich.

Kalzium übt zahlreiche Funktionen aus:

– Aufrechterhaltung des Knochengerüstes;
– Muskelkontraktion;
– Senkung des Blutdrucks;
– möglicher Schutz vor Darmkrebs.

Die tägliche Kalziumzufuhr sollte bei Erwachsenen bis zum fünfzigsten Lebensjahr 1 g betragen. Danach erhöht sich die Menge auf 1,5 g, vor allem bei Frauen, die stärker osteoporosegefährdet sind (siehe 158 ff.). Damit der Kalziumstoffwechsel einwandfrei funktioniert, wird Vitamin D in ausreichender Menge benötigt.

Lebensmittel mit einem hohen Kalziumgehalt (in mg/100 g)

Bierhefe	2 000	Eier	300
Greyerzer	1 200	Petersilie, Kresse	200
anderer Käse	800–1 000	Trockenfrüchte	200
Trockenpflaumen	800	Naturjoghurt	170
Sardinen mit Gräten	400	Quark/Frischkäse	125
Kondensmilch	300		

Kalziumhaltige Getränke (in mg pro Liter)

Milch	1 000	Leitungswasser	ca. 100
Mineralwasser	bis 600		

Das in Milchprodukten und Mineralwasser enthaltene Kalzium wird im Verdauungstrakt viel besser absorbiert als Kalzium pflanzlicher Herkunft. Die Absorption ist am besten, wenn die Kalziumzufuhr auf drei bis vier Mahlzeiten verteilt wird. Deshalb ist es ab dem fünfzigsten Lebensjahr so wichtig, zu jeder der drei Hauptmahlzeiten mindestens ein Milchprodukt zu sich zu nehmen.

Wer über einen erhöhten Cholesterinspiegel verfügt und sich vor Herz-Kreislauf-Erkrankungen schützen möchte, kann Milchprodukte mit 0% Fettgehalt zu sich nehmen, die den gleichen Kalziumgehalt aufweisen.

Magnesium

Eine ausreichende Magnesiumzufuhr (0,4 g) ist wichtig, da dieser Mineralstoff

- an der Funktion von mehr als 300 Enzymen beteiligt ist;
- eine wesentliche Rolle bei der Muskelkontraktion spielt;
- am Knochenaufbau beteiligt ist;
- durch die Stärkung des Immunsystems Infektionen vorbeugt;
- den Gehalt an Cholesterin und Triglyceriden im Blut verringert.

Magnesiummangel führt zu folgenden Störungen:

- Herzstörungen: Krämpfe der Herzkranzgefäße, Herzrhythmusstörungen;
- erhöhte Stressanfälligkeit;
- Muskelzuckungen, Krämpfe.

Laut Statistik nehmen 70 bis 80% der über Sechzigjährigen zu wenig Magnesium zu sich. Man muss jedoch wissen, dass ein Mangel an diesem Mineralstoff durch schlecht eingestellten Diabetes, übermäßigen Verzehr von raffinierten Kohlenhydraten, Stress und Alkoholismus verstärkt werden kann.

Der Magnesiumgehalt im Blut ist leicht festzustellen.

Magnesiumreiche Lebensmittel (in mg/100 g)			
Weizenkleie	420	weiße Bohnen	170
Kakao	420	Erdnüsse	170
Weizenkeime	340	Walnüsse	150
Sojabohnen	250	Vollkornbrot	150
Mandeln	250	Mineralwasser	bis 120
Bierhefe	230	Linsen	100

Kalium

Eine ausreichende Kaliumzufuhr von 1 g pro Tag ist wichtig, um Bluthochdruck und Krämpfen vorzubeugen.

Bei älteren Menschen kann ein Kaliummangel durch bestimmte Faktoren verstärkt werden: übermäßige Einnahme von Laxativa, Behandlungen mit Diuretika oder auch Diarrhoe.

Kaliumreiche Lebensmittel (in mg/100 g)			
Bierhefe	1600	Mandeln, Haselnüsse	600
Trockenaprikosen	1500	Pilze	600
Linsen	1500	Walnüsse	600
weiße Bohnen	1300	Artischocken	400
Trockenerbsen	1000	Bananen	400
Trockenpflaumen, Datteln	1000	Schokolade (> 70 % Kakaoanteil)	400

Eisen

Eisen stärkt das Immunsystem und ist ein wichtiger Bestandteil des Hämoglobins, das die Sauerstoffanreicherung des Blutes ermöglicht.

Eisenmangel führt zu:
- Blässe (durch Anämie);
- Müdigkeit;
- Frösteln, kalten Extremitäten;
- Herzklopfen;
- Kurzatmigkeit bei körperlicher Anstrengung;

- Schluckbeschwerden (Dysphagie);
- Nachlassen der geistigen Fähigkeiten;
- Erhöhung der Infektionsanfälligkeit. Durch eine fiebrige Grippe oder Infektion (der Harnwege oder Lungen) wird man ans Bett gefesselt (vor allem, wenn man über achtzig Jahre alt ist), was durch krankheitsbedingte Appetitlosigkeit und Dehydrierung leicht zu einem besorgniserregenden Zustand führen kann, ganz zu schweigen von der Gefahr des Wundliegens, wenn die Bettlägerigkeit zu lange andauert.

Eisenmangel lässt sich leicht durch eine Blutentnahme feststellen.

Neben schlechten Ernährungsgewohnheiten können auch andere Faktoren für den Eisenmangel verantwortlich sein:
- sichtbare oder versteckte Blutungen, die vor allem auf eine Hiatushernie zurückzuführen sind;
- Gastritis;
- übermäßige Einnahme von Aspirin oder entzündungshemmenden Medikamenten;
- Hämorrhoiden;
- Wucherung im Dickdarm, Dickdarm- oder Mastdarmkrebs;
- Probleme im Bereich der Harnwege (Blasenentzündung, Blasenkrebs);
- übermäßiger Teegenuss oder übermäßige Einnahme von säurehemmenden Medikamenten;
- Vitamin-C-Mangel.

Die tägliche Eisenzufuhr sollte 15 mg betragen, damit eine ausreichende Konzentration im Blut vorhanden ist.

Man muss unterscheiden zwischen:
- Eisen tierischer Herkunft, das gut vom Darm absorbiert wird;
- Eisen pflanzlicher Herkunft, das weniger gut absorbiert wird, so dass durch den ausschließlichen Verzehr pflanzlicher Produkte keine ausreichende Eisenzufuhr gewährleistet ist.

Eisenreiche Lebensmittel (in mg/100 g)

Blutwurst	18	Trockenaprikosen, Datteln	6
Miesmuscheln	18	Rindfleisch	4
Bierhefe	18	Putenfleisch	4
Kakaopulver	18	Nieren	4
Leber (Schwein, Rind)	10	Trockenfeigen	4
Hülsenfrüchte	10	Mandeln, Haselnüsse	4
Rinderzunge	7	Schaf-, Schweinefleisch	3
Austern	7	Eier, Wurst	2
Kalbsleber	6	Thunfisch, Sardinen	2

Chrom

Chrom ist wichtig für den Stoffwechsel, da es durch eine Verstärkung der Insulinwirkung die Glukoseverträglichkeit verbessert. Deshalb ist es gerade für Personen, die häufig an Hyperinsulinismus leiden, von Bedeutung. Chrom bewirkt auch eine Senkung des »schlechten« und eine Erhöhung des »guten« Cholesterins.

Chrommangel führt zu einer Verschlimmerung von: Hyperinsulinismus; Diabetes; grauem Star; Gefäßablagerungen; Fettleibigkeit.

Chromhaltige Lebensmittel

Eigelb	Rote Bete
Bierhefe	Leber, Nieren
Weizenkeime	Pilze
Kresse	

Aktionsplan: In Kenntnis der Sachlage handeln

Wie man in Form bleibt

»In Form zu sein« hängt, wie alle Sportler wissen, von zwei untrennbaren Faktoren ab: Körper und Geist. In dieser Hinsicht besteht eine absolute Synergie. Deshalb gilt es, sowohl im physischen als auch im psychischen Bereich in Form zu bleiben.

Die Müdigkeit besiegen

Müdigkeit ist ein vager Begriff, der im allgemeinen Sprachgebrauch für die Bezeichnung eines Formtiefs verwendet wird.

Tatsächlich gibt es verschiedene Arten von Müdigkeit:

- die echte Müdigkeit, die auf körperliche Erschöpfung zurückzuführen ist. Es handelt sich dabei um einen vorübergehenden physiologischen Zustand, in dem die Energiereserven, insbesondere im Bereich der Muskeln, aufgebraucht sind. Schwäche und Schmerzen veranlassen den Betroffenen, keine Anstrengungen mehr zu unternehmen. Einige Stunden Ruhe, eine erholsame Nacht, und alles ist wieder in Ordnung.
- die andere Müdigkeit, die von den Ärzten als Asthenie (Körperschwäche) bezeichnet wird, ist nicht so leicht einzuschätzen, da ihre Ursache nicht immer ersichtlich ist. Es handelt sich dabei um einen krankhaften Zustand, der eher auf Abgespanntheit und Überarbeitung beruht und in dem physische und psychische Faktoren eine Rolle spielen.

Diese Müdigkeit kann durch eine Vielzahl von mehr oder weniger bedeutsamen Symptomen zum Ausdruck kommen:

- Störungen des Allgemeinbefindens: Schwäche, Gewichtsverlust, Unwohlsein, Schweißausbrüche, Blässe oder wächserne Gesichtsfarbe. Der Betroffene sieht krank aus;
- Verringerung der körperlichen Energie, so dass die geringste Anstrengung zu Erschöpfung führt;
- Schlafstörungen: Schwierigkeiten beim Einschlafen, nächtliches Aufwachen, das zum Teil auf Schmerzen zurückzuführen ist, Unausgeschlafenheit;
- verminderte geistige Tätigkeit: Gedächtnisstörungen, Konzentrationsschwierigkeiten;
- Angstzustände mit einem Gefühl der Atemnot;
- psychische Störungen: erhöhte Erregbarkeit, Reizbarkeit, Aggressivität, Abkehr von der Außenwelt, Depressionen;
- Verdauungsprobleme: Übelkeit, Appetitlosigkeit;
- Sinnesstörungen: Schwindel, Kopfschmerzen, Ohrensausen, Schleier vor den Augen;
- sexuelle Probleme: Rückgang der Libido, Impotenz;
- Störungen der Willenskraft: Rückgang der Lebenskraft, Gehemmtheit, Desinteresse.

Wenn derartige Störungen auftreten, sollte man wachsam sein und daran denken, dass sich hinter den scheinbar banalen Symptomen immer eine ernsthafte Erkrankung verbergen kann. Für den behandelnden Arzt gilt deshalb: Blutentnahme, eventuelle Röntgenaufnahmen oder Ultraschalluntersuchung.

Ursachen der Müdigkeit

Überarbeitung

Überarbeitung tritt nach übermäßiger Anstrengung auf. Man unterscheidet:

- Anstrengung körperlicher Art: Beruf, Haushalt, ausdauernde Heimwerker- oder Gartenarbeiten, intensive sportliche Betätigung;

- Anstrengung der Sinne: zu laute Umgebung;
- geistige Anstrengung.

Normalerweise funktioniert die »Maschine« einwandfrei, aber es wird ihr zu viel abverlangt. Manche Frauen, die das sechzigste Lebensjahr erreicht haben, sind immer noch der Meinung, dass sie alle Fenster ihres Hauses am gleichen Tag putzen müssten, so wie sie es getan haben, als sie dreißig Jahre alt waren. Sie müssen lernen, dass ihr Organismus nicht mehr über das gleiche Arbeitspotenzial verfügt und sie deshalb nicht umhinkommen, die Arbeit einzuteilen, sich Zeit zu lassen und Erholungspausen einzulegen. Viele Frauen haben im fortgeschrittenen Alter noch ein Geschäft oder arbeiten im Familienunternehmen mit. Mit der Zeit müssen sie einfach daran denken, sich zu schonen.

Manche Männer bekleiden mit siebzig Jahren noch immer eine leitende Stellung in ihrem Unternehmen und arbeiten weiterhin zwölf Stunden am Tag. Der sich anbahnende Zusammenbruch läuft nach einem klassischen Schema ab und lässt sich in drei Phasen aufteilen:
- Anfangsphase, die sich durch rasches Ermüden, Schlaflosigkeit, Unruhe und Reizbarkeit ankündigt;
- Phase der Betriebsamkeit, in der sich der Betroffene aufgrund fehlender Ruhepausen etwas überfordert fühlt und sich mit unwichtigen Details aufhält, anstatt sich auf das Wesentliche zu konzentrieren. In der Folge treten Kopfschmerzen und andere Beschwerden, vor allem im Bereich der Wirbelsäule, auf;
- Phase des Zusammenbruchs, der plötzlich auftritt und mit Bluthochdruck, Störungen im Bereich der Gehirngefäße, nervösen Störungen und schlimmstenfalls mit Herzinfarkt einhergeht.

Der Fehler, nicht auf das Alarmsignal, die Müdigkeit, geachtet zu haben, wird somit bestraft. Ab dem sechzigsten Lebensjahr sollte man deshalb lernen, Maß zu halten und »davonzulaufen«, wenn dazu die Veranlassung besteht.

Müdigkeit durch Medikamenteneinnahme

Im Alter nimmt man häufig zu viele Medikamente ein; in jedem von uns schlummert ein Hypochonder. Denn man glaubt naiverweise, dass die wohlwollende Pharmaindustrie für jedes Wehwehchen das geeignete Medikament entwickelt hat.

Vor fünfzig Jahren wurden Schmerzen und harmlose Erkrankungen wie Angina oder Husten nicht mit Arzneimitteln, sondern mit Honig, Kräutertee und vor allem mit Bettruhe behandelt. Mit dem Fortschritt in der Wissenschaft ist der Mythos der Wunderpille entstanden. Doch man vergisst viel zu oft, dass es nur einige hundert wirksame Substanzen, aber 36 000 eingetragene Arzneimittel gibt, die, wenn sie lediglich als Allheilmittel gelten wollten, niemanden stören würden, außer dass sie das Defizit der Krankenkassen erhöhen. Das Ärgerliche daran ist, dass die darin enthaltenen Substanzen manchmal mehr schaden als nutzen.

Zunächst ist die Dosierung problematisch. Sämtliche Medikamente wurden für junge Erwachsene entwickelt. Doch ab dem fünfzigsten Lebensjahr ist die individuelle Sensibilität stärker ausgeprägt und einige Milligramm zu viel können unerwünschte Störungen zur Folge haben.

Außerdem ändert sich mit dem Alter die Funktionsfähigkeit der Leber und der Nieren; die normale Dosierung eines Medikamentes kann sich entweder als zu schwach herausstellen, wenn durch einen Enzymmangel die Verfügbarkeit im Blut herabgesetzt wird, oder als zu stark, wenn durch einen beschleunigten Stoffwechsel die Konzentration im Blut erhöht wird, was zu Vergiftungen führen kann.

Neben der riskanten Mischung, die durch die Einnahme zahlreicher Medikamente entsteht, können manche Arzneimittel Müdigkeit hervorrufen. Dies gilt vor allem für:

- Betablocker, die gegen Bluthochdruck, Herzrhythmusstörungen oder Angina pectoris verordnet werden;
- Mittel gegen zu niedrigen Blutdruck: Kalziumantagonisten, zentralangreifende Antihypotonika,

- Diuretika;
- Neuroleptika und Beruhigungsmittel, die aus einigen Betroffenen wahre »Zombies« machen (in einigen Altersheimen ist dies sogar das erklärte Ziel);
- zu viele Schlafmittel, die tagsüber mehr wirken als nachts;
- Antihistaminika gegen Allergien (Asthma, Ekzeme) oder Juckreiz;
- Laxativa, die eine Dehydrierung begünstigen, was mit Kaliummangel einhergeht.

Deshalb empfiehlt es sich, bevor eine Stärkung des Organismus durch eine nährstoffreichere Kost erfolgt, mit dem behandelnden Arzt folgende Punkte zu klären:
- die tatsächliche Notwendigkeit der Medikamenteneinnahme;
- die Dosierung;
- die negative Wechselwirkung zwischen Medikamenten.

Psychisch bedingte Müdigkeit

Psychisch bedingte Müdigkeit macht sich vor allem durch entsprechende psychische Störungen bemerkbar: Angstzustände, Depressionen, aggressives Verhalten, Reizbarkeit und nachlassende Leistungsfähigkeit (vor allem im Beruf). Dies kann auf Stress zurückzuführen sein. Stress entsteht, wenn auf den Organismus neue aggressive Reize einwirken. Er entwickelt dann bestimmte Verhaltens- und Stoffwechselreaktionen, um sich der veränderten Situation anzupassen.

Man muss jedoch zwischen »gutem« und »schlechtem« Stress unterscheiden. »Guter« Stress wird durch ein freudiges Ereignis ausgelöst. Es handelt sich um eine positive Gemütsregung, die durch eine gute Nachricht hervorgerufen wird. Doch das, was normalerweise Anlass zu einem Freudensprung gibt und dem Organismus Auftrieb verleiht, führt manchmal zu einer Störung des Gleichgewichts, so dass man sich körperlich erschöpft fühlt. Viele, die die Fünfzig überschritten haben, führen ein genau geregeltes Leben, in dem jede Neuerung – auch positiver Natur – als Aggression empfunden werden kann, da der Organismus und die Psyche über keine Anpassungsfähigkeit mehr verfügen. Wie man jedoch aufgeschlossen und dynamisch bleibt und auf positive Ereignisse nicht negativ reagiert, werden wir im Verlauf dieses Kapitels erfahren.

Bei »schlechtem« Stress handelt es sich um echte Aggression, die als ein Angriff auf die Unversehrtheit des Betroffenen empfunden wird. Es entsteht ein Gefühl der »Verzweiflung«. Die Auswirkungen können je nach Art, Zeitpunkt und individueller Sensibilität variieren. Wenn der Ehepartner seit Jahren krank ist und von sämtlichen Ärzten aufgegeben wurde, wird sein Tod nicht die gleiche Art Stress hervorrufen, wie wenn plötzlich die Polizei mit der Mitteilung vor der Tür steht, dass der Ehepartner tödlich verunglückt ist, obwohl er erst eine Viertelstunde zuvor das Haus verlassen hatte. Die durch schlechten Stress ausgelöste Müdigkeit ist in Wirklichkeit nichts anderes als die psychosomatische Äußerung des »Unwohlseins«, das durch das Ereignis hervorgerufen wurde. Neben großer Mattigkeit, die den Betroffenen kraftlos werden lässt, können Angstzustände und Reizbarkeit auftreten.

Krankheitsbedingte Müdigkeit

Diese Form der Müdigkeit ist auf eine Krankheit zurückzuführen, die häufig erst spät als Ursache diagnostiziert wird. Dies gilt vor allem für:

- Infektionen: Tuberkulose, Infektionen im Bereich der Harnwege und der Lungen, Hepatitis;
- endokrine Störungen: Diabetes, Menopause, Unterfunktion der Schilddrüse, Nierenschwäche …;
- Stoffwechselstörungen: Hypoglykämie, Nierenschwäche …;
- Kreislaufstörungen: Lungenembolie, zu niedriger Blutdruck, Bluthochdruck …;
- neurologische Störungen: Alzheimer-, Parkinsonkrankheit …;

– Entzündungen;
– Krebs.

In diesen Fällen kann die Müdigkeit nur durch eine wirkungsvolle Behandlung überwunden werden.

Müdigkeit durch Nährstoffmangel

Wie bereits dargelegt wurde, kann es durch den Eintritt ins Rentenalter, bestimmte Gesundheitsprobleme oder durch das Ableben des Partners zu einer Änderung der Ernährungsgewohnheiten kommen, was häufig zu Nährstoffmangel führt.

Zu den grundlegenden Ernährungsfehlern zählen:

Mangelernährung

Entweder werden insgesamt zu wenig Nährstoffe zugeführt oder es liegt ein Proteinmangel vor (ungenügender Verzehr von Fleisch, Fisch, Eiern, Käse …), was sich durch Müdigkeit bemerkbar macht.

Es sei daran erinnert, dass man sehr wohl mangelernährt sein kann, ohne dass deshalb eine Gewichtsveränderung festzustellen ist. Die Fettmasse und die Flüssigkeitsmenge können zu Lasten der Muskelmasse zunehmen.

Dehydrierung

Beträgt das Köpergewicht sechzig Kilo, bewirkt ein Flüssigkeitsverlust von 1,2 Litern eine Verringerung der Muskelkraft um 20 %. Bei älteren Menschen, deren Durstgefühl nachgelassen hat oder verschwunden ist, kommt es durch sommerliche Temperaturen, Fieber oder überheizte Räume sehr leicht zu einem Flüssigkeitsverlust von mehr als einem Liter.

Mangel an Mikronährstoffen

Ein Mangel an Mineralstoffen und Spurenelementen tritt sehr häufig durch Müdigkeit in Erscheinung. Dies gilt vor allem für die Vitamin-B-Gruppe, insbesondere Vitamin B 6 und B 9.

Auch sämtliche Antioxidanzien zählen dazu: Vitamin C und E, Beta-Carotin, Polyphenole, Selen, Zink und Kupfer. Durch Vitamin-D-Mangel, der die Entstehung von Osteomalazie (Knochenerweichung) begünstigt, kommt es zu Schwierigkeiten beim Gehen, was zu Erschöpfung führen kann. Ein Mangel an Eisen, Vitamin C, Magnesium und Kalium äußert sich ebenfalls durch eine schnellere Ermüdbarkeit. Deshalb ist eine nährstoffreiche Ernährung so wichtig.

Übergewicht

Übergewicht und vor allem Fettleibigkeit können ebenfalls Müdigkeit auslösen und zur Vereinsamung führen. Die Betroffenen sind zwangsläufig kaum körperlich aktiv und haben Schwierigkeiten, sich fortzubewegen, was die Schläfrigkeit begünstigt.

Hypoglykämie als Ursache für Müdigkeit

Die Glukose ist der Treibstoff des Organismus und wird für die Funktion des Gehirns, der Muskeln und roten Blutkörperchen benötigt. Deshalb sorgt der Organismus dafür, dass stets eine ausreichende Glukosemenge im Blut vorhanden ist. Normalerweise beträgt der Glukosegehalt 1 g pro Liter Blut.

Nüchtern entspricht die Glukosekonzentration weitgehend diesem Wert. Wenn man kein Frühstück zu sich nehmen würde (was auf keinen Fall zu empfehlen ist), könnte der Organismus einige Stunden lang für den Ausgleich sorgen, doch am späten Vormittag wäre der Blutzuckerspiegel weit unter den Normalwert gesunken. Man befindet sich dann im Zustand der Hypoglykämie und es treten folgende Symptome auf: plötzliche Müdigkeit, Erschöpfung, Schläfrigkeit, Reizbarkeit, Kopfschmerzen, Kälteempfindlichkeit.

Wenn das Frühstück hauptsächlich aus Kohlenhydraten mit einem hohen glykämischen Index besteht (Weißbrot, Zucker, Konfitüre, mit Zucker oder Honig gesüßtes Müsli, Kekse, Zwieback …), ist die Hypoglykämie am späten Vormittag noch stärker ausgeprägt. Dies bezeichnet man als reaktive Hypoglykämie, da sie als Folge einer Hyperglykämie durch eine übermäßige Insulinfreisetzung entstanden ist. Je höher der Blutzuckerspiegel durch den Verzehr schlechter Kohlenhydrate steigt, desto größer ist das Risiko, als »Reaktion« darauf eine starke Absenkung hervorzurufen. Dies gilt vor allem für ältere Menschen, da Hyperinsulinismus ab dem sechzigsten Lebensjahr häufiger auftritt.

Wenn sich das Frühstück dagegen aus Kohlenhydraten mit einem niedrigen glykämischen Index zusammensetzt (ungezuckertes Müsli, Vollkorn- oder Schrotbrot, ungezuckerte Fruchtkonfitüre, Obst ...), steigt die Blutzuckerkonzentration nur mäßig an und erreicht nach etwa drei bis vier Stunden wieder den Normalwert, ohne Hypoglykämie, d. h. Müdigkeit, hervorgerufen zu haben.

Außerdem können einige Medikamente Hypoglykämie hervorrufen: Aspirin, einige Antibiotika, Neuroleptika und Betablocker. Bei schlecht eingestellten Diabetikern und bei starken Rauchern (mehr als zwanzig Zigaretten pro Tag) ist Hypoglykämie häufiger anzutreffen.

Starker Kaffee und Tee begünstigen Hyperinsulinismus und lösen dadurch ebenfalls Hypoglykämie aus. Alkohol kann eine weitere Ursache für Hypoglykämie sein, vor allem dann, wenn er auf nüchternen Magen und unter Zugabe von Zucker (Kir, Portwein, Muskatwein, Punsch, Sangria, Whisky-Cola, Wodka-Orange ...) getrunken wird.

Schließlich ist Stress eindeutig ein Auslöser von Hypoglykämie.

Man ist generell der Ansicht, dass sich Hypoglykämie stets durch eine starke und plötzliche Senkung des Blutzuckerspiegels bemerkbar macht, was zu Unwohlsein mit sehr ausgeprägten Symptomen führt: Blässe, Herzklopfen, Schweißausbrüche, Zittern, plötzlicher, großer Hunger und mitunter Bewusstlosigkeit. Glücklicherweise kommt diese Art der Hypoglykämie seltener vor. Die »funktionelle« Hypoglykämie, die uns interessiert, tritt viel häufiger auf und lässt sich durch eine Umstellung der Ernährungsgewohnheiten beheben.

Azidose (Störung des Säure-Basen-Gleichgewichts)

Unsere Ernährung besteht zum großen Teil aus säurebildenden Lebensmitteln, was den Organismus krankheits- und stressanfälliger macht und meistens durch Müdigkeit zum Ausdruck kommt.

Es gibt säurebildende und basenbildende Lebensmittel. Man sollte deshalb auf ein ausgewogenes Verhältnis achten.

Schließlich ist es wichtig zu verstehen, dass die Müdigkeit keinen Normalzustand darstellt, unabhängig davon, wie alt man ist (fünfzig oder achtzig Jahre). Deshalb sollte man sich nicht damit abfinden und dieses Leiden als altersbedingtes Schicksal

Säurebildende Lebensmittel	Basenbildende Lebensmittel
Fleisch, Geflügel	Milch
Fisch	Joghurt
Eier	Quark/Frischkäse
Cantal, Roquefort	anderer Käse
Kresse	anderes Gemüse
Linsen	Spinat
Sauerampfer	weiße Bohnen
Spargel	Kichererbsen
Tomaten	Mandeln
Erdnüsse	Walnüsse, Haselnüsse
Zucker, Süßigkeiten, Limonade	Soja
Gebäck	Vollkorn- und Schrotbrot
Weißbrot	anderes Obst, vor allem Zitronen
Pflaumen	Trockenfrüchte
Kirschen	
Orangen, Grapefruit	
Tee, Kaffee, Alkohol	

ansehen. Dies zeigt sich auch daran, dass Jugendliche heutzutage oft viel müder sind als ihre Eltern oder sogar Großeltern. Und ihre schlechten Ernährungsgewohnheiten (Hamburger, Pommes frites, Cola) sind bestimmt allen bekannt.

Es ist normal, dass die Widerstandskraft und die Regenerationsfähigkeit mit zunehmendem Alter nachlässt, doch rechtfertigt dies nicht den Zustand einer chronischen Müdigkeit. Eine nährstoffreiche Ernährung reicht deshalb in den meisten Fällen aus, um dieses Übel zu überwinden.

Gibt es Müdigkeit hervorrufende oder Kraft spendende Lebensmittel?

Streng genommen gibt es keine Lebensmittel, die automatisch Müdigkeit hervorrufen oder übermenschliche Kräfte verleihen. Der Verzehr einer Dose Spinat nach dem Vorbild von Popeye hat auf keinen Fall die gleiche Wirkung wie der Zaubertrank von Asterix, obwohl dem Leser dieser Eindruck vermittelt wird.

Müdigkeit hervorrufende Lebensmittel

Müdigkeit kann jedoch entstehen, wenn bestimmte Lebensmittel falsch konsumiert werden:

- Alkoholgenuss auf nüchternen Magen oder zu hoher Alkoholkonsum;
- übermäßiger Verzehr von Kohlenhydraten mit einem hohen glykämischen Index, wodurch Hypoglykämie begünstigt wird (trifft auf Jugendliche zu);
- eine zu fetthaltige Mahlzeit, die eine lange und beschwerliche Verdauung nach sich zieht (Ursache für Schläfrigkeit).

Wenn man auf mäßigen Weinkonsum und geringen Fettverzehr achtet und die Kohlenhydrate sorgfältig auswählt, lässt sich die am frühen Nachmittag auftretende Müdigkeit vermeiden, sogar nach einem guten Mittagessen im Restaurant.

Kraft spendende Lebensmittel

Sämtliche Lebensmittel mit einem hohen Gehalt an Vitaminen, Mineralstoffen und Spurenelementen tragen zu einer ausgewogenen Ernährung bei und sind wahre Kraftspender.

Wenn man sich aber plötzlich dazu entschließt, folgende Lebensmittel zu sich zu nehmen:

- Lebertran wegen Vitamin A und D;
- rohe Karotten wegen Beta-Carotin;
- Kiwis wegen Vitamin C;
- Weizenkeimöl wegen Vitamin E;
- Austern wegen Zink, Selen und Kupfer;
- Bierhefe wegen Vitamin B;
- Greyerzer wegen Kalzium;
- Trockenaprikosen wegen Kalium;
- Blutwurst wegen Eisen;
- Eigelb wegen Chrom;

wird man wahrscheinlich enttäuscht sein, dass man sich danach nicht sonderlich in Form fühlt, sondern womöglich noch eine Verstopfung hat. Es ist ganz klar, dass eine nährstoffreiche Ernährung nicht im Handumdrehen zu Höchstleistungen verhilft. Nach zwei Wochen lässt sich jedoch eine Leistungssteigerung feststellen.

Zusammenfassung:

Eine Ernährung, die sich an folgenden Prinzipien orientiert, ist ausgeglichen und führt dem Körper die Nährstoffe und Energien zu, die er braucht, um gesund und leistungsfähig zu bleiben.

Frühstück:

- frisches Obst
- Vollkorn- oder Schrotbrot
- Vollkornknäckebrot
- Müsli ohne Zucker

- Haferflocken
- Fruchtkonfitüre ohne Zucker
- Joghurt, Quark/Frischkäse mit max. 0,3 % Fettgehalt
- Bierhefe, Weizenkeime (in ein Milchprodukt einzurühren).

Getränke:
- entölter Kakao, entcoffeinierter Kaffee, grüner Tee, Mager- oder Halbfettmilch, »Sojamilch«, frisch gepresster Fruchtsaft.

Mittagessen, Abendessen:
- Rohkost, Salat
- frisches Gemüse
- Hülsenfrüchte (Linsen, weiße und rote Bohnen, Erbsen)
- frisches Obst
- Ölfrüchte: Avocado, Walnüsse, Mandeln, Haselnüsse
- Sojabohnen und Sojaprodukte (Tofu usw.)
- Fleisch, Geflügel, Kaninchen, Blutwurst
- Fisch, Krusten- und Schalentiere
- Innereien: Leber, Nieren
- Eier
- Vollkorn- oder Schrotbrot
- Vollkornreis, Vollkornnudeln, Vollkorngrieß
- Käse
- Schokolade
- Olivenöl, Sonnenblumenöl, Rapsöl
- Butter (10 g pro Tag)

Energiemahlzeiten für eine Woche*

Montag

Frühstück	Nachmittagsimbiss
gepresster Zitronensaft	Trockenaprikosen
1 Apfel	Joghurt
Schrotbrot mit Fruchtkonfitüre ohne Zucker	Tee
Joghurt	
Bierhefe	
entcoffeinierter Kaffee	

Mittagessen	Abendessen
geraspelte Karotten mit Zitronensaft	Fischsuppe
Linsen mit Speck	Vollkornreis
Camembert	Blattsalat (mit Olivenöl und Essig)
Schrotbrot	Joghurt
Wasser	Wasser
1 Glas Wein	1 Glas Wein
1 Espresso mit 2 Riegeln Schokolade	

* Das Glas Wein (0,1 l) zur Mahlzeit ist ein Vorschlag – kein »Muss«. Bei Schokolade ist immer dunkle Schokolade mit mehr als 70 % Kakaoanteil gemeint.

Dienstag

Frühstück	Nachmittagsimbiss
gepresster Grapefruitsaft	Obst der Saison
2 Kiwis	Tee mit Milch
Vollkornmüsli ohne Zucker	
Quark/Frischkäse mit 20% Fettgehalt	
Weizenkeime	
entcoffeinierter Kaffee	

Mittagessen	Abendessen
in Weinsud gekochte Muscheln mit Zwiebeln	Blutwurst
Lachs mit Sauerampfer	Selleriepüree
Vollkornreis	Salat
Roquefort	Vollkorngrießpudding
Schrotbrot	Wasser
Wasser	1 Glas Wein
1 Glas Wein	
1 Espresso mit 2 Riegeln Schokolade	

Mittwoch

Frühstück	Nachmittagsimbiss
gepresster Orangensaft	Obst der Saison
Obst der Saison	Joghurt
Vollkornknäckebrot	
Joghurt	
Bierhefe	
entcoffeinierter Kaffee	

Mittagessen	Abendessen
Palmherzen	Champignonomelett
Perlhuhn mit Kohl	Chicoréesalat
Comté	Crème brûlée
Schrotbrot	Wasser
Wasser	1 Glas Wein
1 Glas Wein	
1 Espresso mit 2 Riegeln Schokolade	

Donnerstag

Frühstück	Nachmittagsimbiss
gepresster Zitronensaft	Mandeln
Obst der Saison	Haselnüsse
Haferflocken	Joghurt
Halbfettmilch	
Weizenkeime	
entcoffeinierter Kaffee	

Mittagessen	Abendessen
Avocado	Tomatensuppe
Kalbsleber	Vollkornnudeln mit Basilikum
Vollkornreis	Salat
Roquefort	Joghurt
Schrotbrot	Wasser
Wasser	1 Glas Wein
1 Glas Wein	
1 Espresso mit 2 Riegeln Schokolade	

Freitag

Frühstück	Nachmittagsimbiss
gepresster Grapefruitsaft	Kakao
Obst der Saison	
Schrotbrot mit Fruchtkonfitüre ohne Zucker	
Joghurt	
Bierhefe	
entcoffeinierter Kaffee	

Mittagessen	Abendessen
Kaninchenpastete	Vollkorngrieß
Kabeljaufilet	Ratatouille
frische Nudeln	Salat
Joghurt	Emmentaler
Wasser	Schrotbrot
1 Glas Wein	Wasser
1 Espresso mit 2 Riegeln Schokolade	1 Glas Wein

Samstag

Frühstück	Nachmittagsimbiss
gepresster Zitronensaft	Walnüsse
Kiwis	Datteln
Schrotbrot	Tee
Quark/Frischkäse mit 0% Fettgehalt mit Kräutern und Pfeffer	
Tee	

Mittagessen	Abendessen
Rohkost der Saison	Platte mit Meeresfrüchten (Austern, Muscheln, Krabben)
Cassoulet (Gericht aus weißen Bohnen)	Crêpes
Joghurt	Wasser
Weizenkeime	1 Glas Wein
Wasser	1 Krug Apfelwein (0,25 l)
1 Glas Wein	
1 Espresso mit 2 Riegeln Schokolade	

Sonnstag

Frühstück	Nachmittagsimbiss
gepresster Orangensaft	Obst der Saison
Obst der Saison	
Vollkornmüsli ohne Zucker	
Joghurt	
Bierhefe	
entcoffeinierter Kaffee	

Mittagessen	Abendessen
Rinderkotelett	Sojapfannkuchen
überbackener Blumenkohl	Karotten-Brokkoli-Püree
Eis	Mimolette (Hartkäse aus der Normandie)
1 Glas Wein	Schrotbrot
1 Espresso mit 2 Riegeln Schokolade	Tee

So behalten Sie einen leistungsfähigen Körper

Man könnte sagen, dass sich der menschliche Körper nur dann abnutzt, wenn er nicht benutzt wird. Dies gilt sowohl für das Gehirn als auch für die Muskeln.

Auf körperliche Bewegung achten!

Unzureichende körperliche Bewegung hat folgende nachteilige Auswirkungen:
- Ankylose (Gelenkversteifung) und verstärkte Arthrose;
- Verschlimmerung von Atembeschwerden durch mangelhaftes Training der Atemmuskulatur;
- Entstehung von Herz-Kreislauf-Erkrankungen oder Diabetes;
- Zunahme von Fettleibigkeit.

Bis zum siebzigsten Lebensjahr kann man körperlich noch sehr aktiv sein. Manche gehen weiterhin einer beruflichen Tätigkeit nach, andere arbeiten im eigenen Garten, machen Reparaturen, unternehmen Reisen, sind ehrenamtlich tätig oder passen auf die Enkelkinder auf. Eine absolut sitzende Lebensweise ist somit eher in Ausnahmefällen anzutreffen.

Trotzdem entwickelt man unbewusst schlechte Angewohnheiten: Man nimmt das Auto, obwohl nur wenige hundert Meter zurückzulegen sind, oder man benutzt automatisch den Fahrstuhl, selbst um in den ersten Stock zu gelangen. Manche sind der Meinung, dass sie durch die Vermeidung von Anstrengungen ihren Körper schonen, aber genau das Gegenteil ist der Fall: Der Alterungsprozess wird vielmehr beschleunigt.

In jedem Alter kann man schwimmen, Fahrrad fahren oder zumindest spazieren gehen. Wer etwas intensiver Sport treiben möchte, sollte natürlich den Rat eines Kardiologen einholen. Wer an Fettleibigkeit, Diabetes oder Bluthochdruck leidet, kann mit einer Ausdauersportart (Rad fahren, Schwimmen, lange Spaziergänge), die unter strenger ärztlicher Kontrolle ausgeübt wird, eine Verbesserung seines Zustandes erzielen: Hyperinsulinismus und Insulinresistenz werden dadurch verringert.

In früheren Jahren hat man meist wenig oder gar keinen Sport getrieben, da man angeblich keine Zeit dafür hatte. Jetzt kann man die freie Zeit dazu nutzen, sich wieder mehr körperlich zu betätigen, zum Beispiel spazieren gehen. Man sollte sich auch mit Entspannungstechniken wie Autogenes Training oder Yoga vertraut machen, die gerade bei hypernervösen, sensiblen und stressanfälligen Menschen angebracht sind.

Jede körperliche Anstrengung, auch das Gehen (mindestens eine halbe Stunde Dauer ist Voraussetzung), verbessert den Herzrhythmus und den Kreislauf, reguliert den Blutdruck und kräftigt die Atemmuskulatur. Manche älteren Menschen bleiben dadurch jung, dass sie ihre Enkelkinder zu Fuß zur Schule bringen und wieder abholen. Andere gehen mehrmals täglich mit ihrem Hund Gassi. Es steht jedem frei, sich auf eine derartige Weise Bewegung zu verschaffen.

Ernährung bei körperlicher Betätigung

Viele sind von ihrer Ausdauer überzeugt und unternehmen bedenkenlos eine mehrstündige Radtour oder Bergwanderung, so dass der Organismus gezwungen ist, verstärkt auf seine Reserven zurückzugreifen.

Es versteht sich von selbst, dass vor einer derartigen körperlichen Anstrengung die Ernährung nach den in diesem Buch entwickelten Grundprinzipien umgestellt werden sollte, damit es zu keiner Mangelsituation kommt.

Ernährung vor der körperlichen Betätigung

Die Flüssigkeitszufuhr ist von grundlegender Bedeutung. Mehrere Stunden vor der körperlichen Betätigung sollte man wiederholt geringe Mengen Flüssigkeit zu sich nehmen. Dazu empfiehlt sich entweder reines Wasser oder Wasser mit Zitronensaft, um einer späteren Übersäuerung entgegenzuwirken. Es darf jedoch kein Zucker zugefügt werden, damit in den folgenden Stunden, und vor allem zum Zeitpunkt der körperlichen Aktivität, keine Hypoglykämie hervorgerufen wird.

Das letzte Essen sollte drei Stunden zurückliegen, wobei Kohlenhydrate mit einem niedrigen glykämischen Index vorteilhaft sind. Es empfiehlt sich, für eine maximale Neubildung des Glykogens der Muskeln zu sorgen, das als Speicher für die bei der körperlichen Bewegung benötigte Glukose dient.

Außerdem ist auf eine geringe Zufuhr von Lipiden und tierischen Proteinen zu achten, da sie eine verlangsamte Magenentleerung bewirken, wodurch die Verfügbarkeit der Kohlenhydrate eingeschränkt wird. Ein übermäßiger Proteinverzehr würde zudem zu einer Verschlimmerung der Übersäuerung führen und während der körperlichen Anstrengung die Erhöhung des Harnstoff- und Harnsäurespiegels begünstigen.

Bei einer sportlichen Betätigung um 15 Uhr (oder um 10 Uhr nur mit Frühstück) könnte die Ernährung folgendermaßen aussehen:

Frühstück um 7 Uhr:
- frisch gepresster Zitronensaft (bei Bedarf mit Fruktose)
- Obst
- Vollkornbrot
- ungezuckerte Fruchtkonfitüre
- Joghurt
- entcoffeinierter Kaffee oder Tee mit Magermilch

Mittagessen um 11.30 Uhr:
- Rohkost
- Vollkornnudeln, Champignonsauce mit etwas Olivenöl
- Magermilchreis gesüßt mit Fruktose
- Mineralwasser

Nach 12 Uhr nichts mehr essen.

Getränke:

- Zwischen 7.30 Uhr und 11.30 Uhr sowie zwischen 12 Uhr und 14.45 Uhr: Wasser mit Zitrone ohne Zucker oder bei kaltem Wetter heißer Tee mit Zitrone.
- Zwischen 14.50 Uhr und 15 Uhr: Wasser mit Zitrone, gesüßt mit Fruktose (auf 1 Liter Wasser kommt der Saft zweier Zitronen und 60 g Fruktose). Bei sehr heißem Wetter 1 g Salz zufügen.

Ernährung während der körperlichen Betätigung

Wenn man sich zuvor richtig ernährt hat, kommt es zu keiner Hypoglykämie. Ist die körperliche Bewegung von relativ kurzer Dauer (eine Stunde), kann auf eine Flüssigkeitszufuhr verzichtet werden.

Nimmt die körperliche Anstrengung dagegen längere Zeit in Anspruch (Skifahren, Bergwanderung oder Radtour), empfiehlt es sich, regelmäßig Flüssigkeit und sogar Nahrung zu sich zu nehmen. Man sollte deshalb zwei bis drei Liter des oben erwähnten Getränks (Wasser, Zitrone, Fruktose) vorbereiten. Als Proviant bieten sich Trockenfrüchte (Aprikosen, Feigen), Vollkorncracker oder auch Vollkorn-Müsliriegel mit Fruktose an.

Ernährung nach der körperlichen Betätigung

Handelt es sich um eine lange und ermüdende körperliche Anstrengung, wird eine spezielle Ernährung benötigt. Zunächst sollte man Kohlenhydrate (Schokolade, Vollkorn-Müsliriegel, Fruchtsaft …) und Kalium (Pflaumensaft) zuführen, dann alkalisches Wasser trinken, um der Übersäuerung entgegenzuwirken. Schließlich muss der durch das Schwitzen entstandene Natriumverlust wieder ausgeglichen werden.

Die darauf folgende Mahlzeit sollte ebenfalls Kohlenhydrate beinhalten (Vollkornreis oder -nudeln, Linsen, Trockenbohnen …). Es empfiehlt sich, tierische Proteine erst wieder am nächsten Tag auf den Speiseplan zu setzen.

Die sexuelle Vitalität aufrechterhalten

Können heißt wollen

Lange Zeit wurde die Sexualität von der jüdisch-christlichen Lehre bestimmt, nach der sexuelle Beziehungen nur dem Zweck der Zeugung dienten. Lustempfinden wurde demzufolge verurteilt. Und da dieses Thema tabu war, gehörte es sich nicht, darüber zu sprechen.

Die Sexualität hatte sich auf die Erfüllung der ehelichen Pflichten zu beschränken, jede Art von Erotik war verpönt.

Im Alter galt es, vernünftig zu sein; sexuelle Wünsche schickten sich nicht. Hatte man diesen Lebensabschnitt erreicht, war es angebracht, seinem Verlangen nicht mehr nachzugeben.

Frauen in den Fünfzigern haben dagegen dank der Antibabypille gelernt, Fruchtbarkeit und Sexualität voneinander zu trennen. Die Wechseljahre können somit das eine abbrechen, ohne das andere in Frage zu stellen. Wenn nach der Menopause keine Hormonbehandlung durchgeführt wird, wirkt sich dies eventuell negativ auf die sexuelle Aktivität aus, da die Schleimhäute trocken und empfindlich sind. Durch die trockene Scheide wird der Koitus erschwert und kann sogar sehr schmerzhaft sein. Dieses Problem lässt sich jedoch mit einem entsprechenden Gel beheben. Unterzieht sich die Frau dagegen einer Hormonbehandlung, stellen sich derartige Probleme nicht. Außerdem bleibt die Haut jünger, weicher und zarter und sie altert nicht so schnell.

Beim Mann sind die Wechseljahre lediglich theoretischer Natur. In der Mehrheit der Fälle bleibt die Testosteronbildung unabhängig vom Alter erhalten. Nur bei der sexuellen Intensität ist ein Rückgang zu verzeichnen. Laut Statistik liegen jedoch bei mehr als 50 % der über Fünfundsechzigjährigen Funktionsstörungen vor.

Um eine zufriedenstellende Sexualität aufrechtzuerhalten, spielen mehrere Faktoren eine Rolle:

- Es muss eine gute Durchblutung der Geschlechtsorgane gewährleistet sein, damit eine normale Erektion möglich ist. Durch Ablagerungen in den Gefäßen kann es zu Erektionsstörungen bis hin zu Impotenz kommen. Diese Beschwerden sind bei Diabetikern ziemlich häufig anzutreffen. Eine Studie hat gezeigt, dass bei einem Gehalt an HDL-Cholesterin (»gutes« Cholesterin) von über 0,60 mg/l das Risiko einer Potenzschwäche dreimal geringer ist als bei einer Konzentration von 0,30 mg/l.
- Das Nervensystem muss intakt sein. Durch Diabetes oder übermäßigen Alkoholgenuss hervorgerufene Nervenstörungen können eine Erektion unmöglich machen.
- Einige Medikamente begünstigen die Entstehung von Impotenz, da sie sexuelle Störungen auslösen oder verstärken können. Dies gilt vor allem für Mittel gegen Geschwüre und Hypercholesterinämie, Betablocker, Beruhigungsmittel usw.
- Probleme mit den Herzkranzgefäßen stellen dagegen kein Hindernis für sexuelle Aktivitäten dar.
- Am wichtigsten ist wahrscheinlich die regelmäßige Ausübung des Geschlechtsverkehrs, da dadurch die Funktionsfähigkeit des Organs aufrechterhalten wird. Ein normales Sexualleben bedarf – genau wie Sport – eines kontinuierlichen Trainings. Ist dies nicht der Fall, können wiederholte demütigende Erektionsschwierigkeiten allmählich dazu führen, dass kein neuer Versuch mehr unternommen wird.

Nach den körperlichen Voraussetzungen geht es nun um das sexuelle Verlangen und den Orgasmus im fortgeschrittenen Alter. Arbeiten von Masters und Johnson, zwei amerikanischen Sexualforschern, zeigen, dass immer noch Lust mit der gleichen Intensität empfunden werden kann, selbst wenn es nicht mehr so häufig zum Geschlechtsverkehr kommt (durchschnittlich zwei- bis fünfmal im Monat ab dem fünfzigsten Lebensjahr). Völlige Enthaltsamkeit findet sich vor allem bei solchen Menschen, deren Sexualleben seit jeher nicht sehr aktiv war.

Das eigentliche Problem stellt sich eher im Hinblick auf die Partnerbeziehung: Besteht immer noch ein harmonisches Verhältnis? Findet man sich gegenseitig immer noch anziehend? Hat man sich durch Konflikte innerlich voneinander entfernt?

Häufig hebt der Reiz des »Neuen« eine vorhandene Blockade auf. Dieses Phänomen lässt sich im Übrigen in Altersheimen feststellen, wo sich selbst in sehr hohem Alter immer wieder neue Paare bilden.

Die aphrodisische Küche

Wie bereits dargelegt wurde, ist eine ausgewogene, nährstoffreiche Ernährung wichtig, um Müdigkeit und Stress vorzubeugen. Dies gilt auch im Hinblick auf die Aufrechterhaltung des Gefäß- und Nervensystems; durch die entsprechende Nahrung können die meisten Krankheiten vermieden werden, die zu einer Beeinträchtigung der sexuellen Vitalität führen.

Durch den bevorzugten Verzehr von Lebensmitteln, die für ihre aphrodisische Wirkung bekannt sind, lässt sich die sexuelle Leistungsfähigkeit auf »natürliche« Weise verstärken.

Früher waren es die Hexen, die zahlreiche Liebestränke aus den unterschiedlichsten Substanzen herstellten. Zu den bekanntesten zählt Mandragora (Alraune), eine Wurzel mit menschenähnlicher Gestalt, die der Legende nach aus der »Befruchtung« der Erde durch das Sperma eines Gehängten entstanden ist. Da sie sehr giftig ist, spielt sie heute keine Rolle mehr, aber viele Pflanzen, die mit weniger Symbolik behaftet sind, haben die Jahrhunderte überdauert und werden immer noch verwendet. Man findet sie in Form von Gewürzen, Tee oder als Dekoration. Dazu gehören Zimt, Minze, Bohnenkraut, Safran, Pfeffer, Vanille, Paprika, Muskat, Gewürznelken, Koriander, Ingwer und Knoblauch.

Neben diesen Würzmitteln hat sich der Ruf einiger Lebensmittel als Aphrodisiaka über die Jahrhunderte hinweg erhalten, und die moderne Wissenschaft scheint ihre seit langem bekannten Eigenschaften wieder zu entdecken.

Austern
Es sei an eine derbe Szene im Film »Tom Jones« erinnert, wo ein Pärchen in einem Gasthaus sitzt und auf anzügliche Weise eine große Anzahl dieser Muscheln verzehrt, die seit jeher auf dem Speiseplan der »Lebemänner« stehen. Alexandre Dumas konnte angeblich hundert Austern als Vorspeise eines mehrgängigen Menüs verspeisen!

Austern enthalten viel Zink, und ein Mangel an diesem Spurenelement kann bekanntlich eine niedrige Konzentration der Spermien und eine geringe Freisetzung männlicher Sexualhormone nach sich ziehen. (Das langjährige Abschlachten von Nashörnern galt dem begehrten Horn, das sehr zinkhaltig und in Afrika für seine aphrodisische Wirkung bekannt ist.)

Trüffel
Wer beschlossen hat, sein Sparschwein zu opfern, um Aphrodite zu ehren, sollte die Trüffel kaufen, einen Pilz, den Brillat-Savarin als »den schwarzen Diamant der Küche« bezeichnete. Diesen Worten fügte er hinzu: »Er weckt erotische und genießerische Erinnerungen beim Röcke und beim Bart tragenden Geschlecht, denn er lässt die Frauen zärtlicher und die Männer tatkräftiger werden.«

Pharmakologen unserer Zeit haben nachgewiesen, dass Trüffeln ein pflanzliches Hormon, das Androstenon, enthalten, das dem männlichen Sexualhormon Testosteron sehr ähnlich ist. Dies erklärt im Übrigen, warum man mit einer brünstigen Sau auf Trüffelsuche ging, denn sie roch sogar winzige Mengen dieser Substanz, selbst wenn die Pilze tief im Boden vergraben waren. Dieser Stoff findet sich auch in den Pheromonen des menschlichen Schweißes und steigert die sexuelle Erregung.

Frische Trüffeln sind zwar teurer, enthalten dafür aber zweimal mehr Androstenon als Trüffeln in Dosen. In Sachen Liebe darf man nie sparen!

Sellerie

In der Antike wurde das Grün dieser wohlriechenden Pflanze zur Herstellung von Kränzen verwendet, mit denen die tapferen Sieger der Zirkusspiele geehrt wurden.

Im zwölften Jahrhundert wird sie von der Äbtissin Hildegard von Bingen in ihrer medizinischen Abhandlung erwähnt: »zur Stimulierung der Zeugungskraft«. Ein volkstümliches Sprichwort besagt: »Wenn die Frau wüsste, was die Sellerie im Mann bewirkt, würde sie meilenweit dafür gehen …«

Neuere chemische Analysen haben gezeigt, dass Sellerie Androstenon und Alkaloide enthält, die die Muskelkontraktion des Perineum (Damm) anregen. Dieses Lebensmittel ist somit geeignet, das sexuelle Verlangen zu steigern.

Kakao

Schon zur Zeit der Azteken war man mit den aphrodisischen Eigenschaften des Kakaos vertraut: König Montezuma trank davon oft vierzig Tassen täglich, um den Frauen seines Harems gebührend zu huldigen. Man muss jedoch sagen, dass das Getränk zu jener Zeit auch zahlreiche Gewürze enthielt, wie zum Beispiel Paprika, Zimt und Gewürznelken, die für ihre aphrodisische Wirkung bekannt sind.

Madame de Pompadour ließ ihre Liebhaber vor dem Liebesakt zwei Tassen Kakao mit einem gehörigen Anteil Vanille trinken, um keine Potenzschwäche befürchten zu müssen. Auch Casanova fühlte sich diesem »Göttertrank« zu Dank verpflichtet, da er sich bei seinen zahllosen Liebschaften als sehr hilfreich erwies.

Kakao enthält tatsächlich kräftigende Substanzen: Koffein, Theophyllin, Theobromin und sogar das Antidepressivum Phenylethylamin.

Der Genuss, den man beim Verzehr von Schokolade empfindet, bewirkt im Körper die Freisetzung von Endorphinen, einem körpereigenen Morphin, das in uns ein Wohlgefühl entstehen lässt.

Wenn Schokolade (dunkle Schokolade mit mindestens 70 % Kakaoanteil) auch streng genommen kein aphrodisisches Lebensmittel ist, besitzt sie zumindest eine kräftigende Wirkung, macht glücklich und ruft Euphorie hervor. Was könnte ein besserer Auftakt für den Liebesakt sein?

Champagner

Champagner ist das einzige vom Menschen »hergestellte« aphrodisische Lebensmittel. In geringen Mengen, d. h. zwei Gläser, baut es Hemmungen ab und löst sexuelles Verlangen aus, behauptet Dr. Tran Ky. Madame de Pompadour, eine wirkliche Expertin in Sachen Liebe, äußerte sich folgendermaßen dazu: »Dies ist der einzige Wein, den eine Frau trinken kann, ohne hässlich zu werden.«

Champagner sollte man jedoch in Maßen genießen, da übermäßiger Alkoholkonsum die Liebe zerstört und sich negativ auf die Potenz auswirkt. Denn ein Sprichwort besagt: »Bacchus ist der Feind der Venus.«

Luststeigernde Lebensmittel

Austern	Gewürznelken
Sellerie	Zimt
Tomaten	Vanille
Trüffeln	Pfeffer
Kakao	Bohnenkraut
Champagner (zwei bis drei Gläser täglich, nicht mehr)	Muskat
Knoblauch	Safran
Paprika	Ingwer
Rosmarin	Salbei

Kopfsalat und Tabak sollte man diesbezüglich meiden.

Menüvorschlag für ein Tête-à-Tête:
heiße Austern in Champagner
Wildschwein mit frischen Trüffeln und Selleriepüree
Schokoladenkuchen mit Ingwergeschmack
Champagner.

Ein Menü, das Madame de Pompadour 1750 von ihrem Arzt Nicolas Venette vorgeschlagen wurde:
Selleriesuppe
Trüffeln
heißer Kakao mit grauem Amber und Vanille.

Ein Menü, das 1890 von Oscar Wilde ausprobiert und empfohlen wurde:
Cancale-Austern
Foie gras (Gänse- oder Entenstopfleber) mit Trüffeln aus dem Périgord
Perlhuhn mit Paprika.

Wie man das Gehirn trainiert, um sein Gedächtnis zu erhalten

Das Gehirn nutzt sich nur dann ab, wenn man es nicht benutzt

Bei geringer Gehirnaktivität werden die Nervenzellen schneller abgebaut als unter normalen Umständen. Wenn das Gehirn dagegen durch geistige Arbeit sehr gefordert wird, verlangsamt sich der natürliche Alterungsprozess.

Viele ältere Menschen, die ihr Gedächtnis nicht trainieren, können zwar ihre Erlebnisse im Zweiten Weltkrieg genau schildern, aber sie erinnern sich nicht mehr daran, was sie in der letzten Woche getan oder wo sie zehn Minuten zuvor ihre Brille hingelegt haben. Die Erinnerung an die Vergangenheit ist fast vollständig vorhanden, aber die aktuellen Geschehnisse werden vergessen. Die Betroffenen klagen über ihr schlechtes Gedächtnis, aber nie über ihre Faulheit! Denn ein gutes Gedächtnis lässt sich nur mit Willenskraft erhalten.

Es ist nie zu spät, sein Gedächtnis zu verbessern. In den letzten Jahren wurden zahlreiche Bücher veröffentlicht, in denen nützliche Ratschläge und Übungen enthalten sind. Wie immer kann auch die Ernährung dazu beitragen, das Gedächtnis zu erhalten und sogar zu verbessern.

Zusammenhang zwischen Ernährung und Alterung des Gehirns

Zahlreiche Ernährungsfehler spielen bei der beschleunigten Alterung des Gehirns und der Beeinträchtigung der geistigen Fähigkeiten eine Rolle:

- allgemeine Mangelernährung, vor allem Proteinmangel;
- unzureichende Zufuhr von mehrfach ungesättigten Fetten, die die Phospholipide der Nervenzellmembranen des Gehirns bilden;
- ein Mangel an Antioxidanzien, so dass die Phospholipide vor der Peroxidation durch die freien Radikale nicht geschützt sind;
- ein Mangel an Glukose, die den einzigen »Treibstoff« der Gehirnzellen darstellt. So kommt es durch eine unzureichende oder schlecht zusammengestellte Kohlenhydratzufuhr oder auch durch Hypoglykämie zu einer Beeinträchtigung der Gehirnfunktion. Deshalb sollten Kohlenhydrate mit einem niedrigen glykämischen Index verzehrt werden, da sie den ganzen Tag für einen stabilen Blutzuckerspiegel sorgen.

Es empfiehlt sich, Bierhefe und Weizenkeime zu einem festen Bestandteil der Ernährung zu machen, da sie durch ihren hohen Nährstoffgehalt die Gesundheit fördern.

Giftige Substanzen, die die Gehirnfunktion beeinträchtigen können, sind zu meiden, weshalb auf Haushaltsgeräte aus Aluminium verzichtet werden sollte.

Die Alzheimerkrankheit

Es ist wichtig, die Alzheimerkrankheit, von der zurzeit viel die Rede ist, an dieser Stelle zu erwähnen, da sie immer mehr ältere Menschen betrifft.

Es wurde natürlich untersucht, ob die Ursache dafür in der Ernährung zu finden ist. Viele Hypothesen wurden aufgestellt:

- Vitaminmangel (A, B 1, B 6, B 9, B 12, C, D und E);
- eine Störung der Enzyme, die am Kampf gegen die freien Radikale beteiligt sind;
- Eisenmangel;
- Aluminiumvergiftung;
- übermäßige Zinkzufuhr;
- Glukosemangel in einigen Bereichen des Gehirns.

Lebensmittel, die das Gedächtnis verbessern

Bierhefe, Weizenkeime	Algen
Vollkornmüsli ohne Zucker	Hülsenfrüchte: Linsen, weiße Bohnen, Erbsen
Kakaopulver	Austern
Schokolade (> 70 % Kakaoanteil)	Fisch
Tee	Leber, Nieren
frisches Obst	Eier
Ölfrüchte: Walnüsse, Mandeln	Fleisch
Sojabohnen	Ingwer
Pilze	Gewürznelken
frisches Gemüse	

Keine dieser Hypothesen wurde jedoch eindeutig bestätigt. Die Krankheit hängt wahrscheinlich von mehreren Faktoren ab. Deshalb wurden auch Immunstörungen, ein Virus, Beeinträchtigungen der Neurotransmitter in Betracht gezogen.

Bis jetzt hat man noch keine wirklich erfolgreiche Behandlung entwickelt.

Mangel an	Mangelerscheinungen	Vorbeugende Lebensmittel
Vitamin B1	Gedächtnisstörungen Reizbarkeit Müdigkeit Appetitlosigkeit Depressionen	Bierhefe Weizenkeime Erdnüsse Schweinefleisch Innereien Vollkorngetreide
Vitamin B2	Gedächtnisstörungen Müdigkeit psychische Störungen Übelkeit niedriger Blutdruck	Bierhefe Eier Pilze Fleisch Vollkorngetreide Hülsenfrüchte
Vitamin B6	Gedächtnisstörungen Müdigkeit Reizbarkeit Depressionen Anämie Verlangen nach Süßem	Bierhefe Weizenkeime Sojabohnen Innereien Fleisch Fisch Vollkornreis
Vitamin B9	Gedächtnislücken Müdigkeit geistige Verwirrung Depressionen	Bierhefe Trockenbohnen Weizenkeime Leber Austern
Vitamin B12	Gedächtnisstörungen Schlafstörungen Reizbarkeit Depressionen Gehschwierigkeiten	Leber Nieren Herz Hering Makrelen Kaninchen Austern Fisch

Magnesium	verminderte Wachsamkeit Nachlassen der geistigen Fähigkeiten Stressanfälligkeit	Weizenkleie Weizenkeime Kakaopulver Hülsenfrüchte Walnüsse Vollkorngetreide
Phosphor	Gedächtnisverlust verminderte Wachsamkeit Schläfrigkeit Geschmacksbeeinträchtigung	Bierhefe Käse Sojabohnen Schokolade (>70 % Kakaoanteil) Fisch

Man sollte sich für alles interessieren

Zwei einander ergänzende und voneinander untrennbare Faktoren spielen bei der Vorbeugung gegen vorzeitiges Altern eine entscheidende Rolle:
- die Ernährung, der der Hauptteil dieses Buches gewidmet ist;
- der psychische bzw. der geistige Zustand, in dem sich der Betreffende befindet.

Ich hatte das Glück, zahlreiche Jahre mit meiner Großmutter zu verbringen, die einhundertzwei Jahre alt wurde. Sie war die personifizierte Lebensfreude und besaß einen ausgeprägten Sinn für Humor. Das Leben war für sie ein ständiger Spaß. Und sie amüsierte sich genauso über sich selbst wie über andere. Als sie bereits fünfundneunzig Jahre alt war, besorgte sie sich eines Tages Plastikspinnen, um ihrer neuen Haushälterin, die eine schreckliche Angst vor Spinnen hatte, einen Streich zu spielen.

1882 geboren, war sie im Jahre 1900 achtzehn Jahre alt. Sie hatte die Anfänge der Elektrizität, des Telefons, des Autos, der Luftfahrt, des Radios und Fernsehens miterlebt. Der technische Fortschritt begeisterte sie. Und sie träumte nicht nur davon, mit der Concorde, sondern auch zum Mond zu fliegen.

Niemals hörte ich sie sagen: »Zu meiner Zeit war dies etwas anderes!« Denn sie lebte in der Gegenwart und schmiedete ständig Zukunftspläne. Mit sechsundneunzig Jahren plante sie noch eine Reise »für das nächste Jahr«.

Sie hörte viel Radio, und die Politik war eines ihrer Lieblingsthemen. Sie las täglich die Zeitung und als sie einen Fernseher hatte, verpasste sie niemals die 20-Uhr-Nachrichten. In nationalen und internationalen Angelegenheiten kannte sie sich bestens aus und diskutierte gern mit anderen darüber.

Essen stellte für sie immer eine feierliche Angelegenheit dar. Selbst wenn sie ganz allein war, wurde der Tisch wie für ein Festmahl gedeckt. Neben Champagner trank sie nur Rotwein zum Essen (mehr als fünf Jahre alten Bordeaux) und erwähnte bei dieser Gelegenheit, wie um sich zu rechtfertigen: »Wenn Jesus ihn zum Symbol seines Blutes gemacht hat, kann er nur gut für die Gesundheit sein.«

Wenn man sich umsieht, findet man kaum noch ältere Menschen wie meine Großmutter. Man hat viel häufiger mit traurigen, in sich gekehrten Personen zu tun, die immer wieder die gleichen alten Geschichten erzählen und ohne Hoffnung, Wünsche oder Ziele sind. Wie sollen sie unter diesen Bedingungen Freude am Leben empfinden?

Einsamkeit ist häufig der Preis für eine derartige Einstellung. Wenn man heiter, vergnügt und weltoffen ist, wenn man sich für andere interessiert, wird man nicht allein gelassen. Manche beschweren sich viel zu oft über ihre Einsamkeit, obwohl sie sich eher über ihre Verschlossenheit beschweren sollten. Wenn man geliebt werden möchte, muss man damit anfangen, liebenswert zu sein. Egoismus, Wichtigtuerei und Unbeweglichkeit lassen am ehesten Pessimismus, Langeweile und Einsamkeit aufkommen.

Wer nicht mehr arbeitet und aus seinem »Schneckenhaus« heraus möchte, hat heutzutage viele Möglichkeiten. Zunächst bietet sich ihm die Gelegenheit, sich nützlich zu machen und z. B. seinen Kindern, der Familie, den Freunden oder den

Nachbarn einen Dienst zu erweisen. Die persönliche Befriedigung, die man dadurch erhält, wiegt die kleine Anstrengung, die damit verbunden ist, leicht auf. Des Weiteren besteht die Möglichkeit, an gemeinschaftlichen Aktivitäten teilzunehmen oder sich ein Betätigungsfeld im kommunalen, weltlichen oder religiösen Bereich zu suchen. Viele werden dabei entdecken, dass es Menschen gibt, denen es noch schlechter geht, und ihr Leben wird einen neuen Sinn erhalten. Schließlich bieten zahlreiche Vereine verschiedene Beschäftigungsmöglichkeiten an, bei denen man nicht nur seine Zeit sinnvoll verbringt, sondern auch neue Bekanntschaften schließt: Gymnastikverein, Bridgeclub, Tanzverein, Universitätskurse für Senioren, Kulturabende usw.

Es gilt folgender Grundsatz: Man muss reichlich zu tun haben. Dabei kommt es auf die richtige Organisation und die genaue zeitliche Planung der zahlreichen Tätigkeiten an.

Wer aus beruflichen Gründen niemals Zeit hatte, ins Kino oder ins Theater zu gehen, Bücher zu lesen, auf Reisen zu gehen, Bastel- oder Gartenarbeiten auszuführen oder Sport zu treiben, kann jetzt ungehindert seinen Hobbys nachgehen.

Um die eigene Situation einordnen zu können, schlage ich einen Versuch vor: Nehmen Sie ein leeres Blatt Papier und beantworten Sie folgende Fragen:

Was haben Sie gestern gemacht (in jeder Stunde)?

Was haben Sie für morgen geplant?

Wie sehen die Pläne für die nächste Woche, für den nächsten Monat aus?

Wenn Sie nicht viel aufgeschrieben haben, außer unwichtigen Dingen, sollten Sie damit beginnen, Ihr Interessengebiet festzulegen. Machen Sie dabei auch eine Liste der Aufgaben (unangenehme mit eingeschlossen), die Sie hätten erledigen müssen, aber vielleicht aus Bequemlichkeit auf den Sankt-Nimmerleins-Tag verschoben haben.

Setzen Sie sich Ziele und machen Sie sich einen Plan. Wenn Sie versuchen, sich daran zu halten, wird Ihnen das Leben immer schöner vorkommen. Denn im Rentenalter muss man – wie im Berufsleben – aktiv sein!

Bei älteren Menschen kann man drei gesundheitliche Situationen unterscheiden, die jeweils eine andere Ernährungsweise nahe legen:

- Es bestehen keine besonderen Gesundheitsprobleme, aber aufgrund familiärer Vorgeschichten ist der Betroffene darum bemüht, dem Auftreten der jeweiligen Krankheiten vorzubeugen. Das ist zwar lobenswert, aber wenn man ohne Probleme siebzig Jahre alt geworden ist, besteht nur eine geringe Wahrscheinlichkeit, dass plötzlich die besagten Beschwerden auftreten. Wenn der Betroffene die Krankheiten aufgrund erblicher Vorbelastung hätte bekommen sollen, wären sie schon viel früher in Erscheinung getreten.
- Es bestehen geringe Gesundheitsprobleme, die eine spezielle Ernährung erforderlich machen, damit eine Verschlimmerung oder das Entstehen von Komplikationen vermieden wird.
- Es liegen ernsthafte Gesundheitsprobleme vor, die bereits zu Vorwarnungen oder zu Störungen (zum Beispiel Herzinfarkt) geführt haben, so dass alles getan werden muss, um einen Rückfall zu vermeiden.

Auf diese Problematik wird in den folgenden Kapiteln näher eingegangen. Dabei wird aufgezeigt, wie man sich verhalten muss, »wenn der Motor Fehlzündungen hat«.

Der richtige Umgang mit dem Gewicht

Seit einigen Jahrzehnten zählt Übergewicht zu den Hauptsorgen der westlichen Gesellschaften. Dies gilt zunächst in medizinischer Hinsicht, da die zusätzlichen Pfunde nachweislich einen erheblichen Risikofaktor für die Gesundheit darstellen. Vor allem geht es jedoch um die Ästhetik: Für das ideale Körpergewicht wurden im Laufe der Zeit immer strengere Maßstäbe angelegt, so dass Abmagerungsmethoden bei der Bevölkerung einen hohen Stellenwert besitzen. Die Medien haben sich diese Entwicklung zunutze gemacht und überschütten ihre Leser regelmäßig mit mehr oder weniger aufreißerischen Artikeln, die nur dazu dienen, die Seiten zu füllen und Illusionen aufrechtzuerhalten.

Gegen Diäten gibt es viel einzuwenden. Da Abmagerungsmethoden bereits in jungen Jahren gewisse Gefahren in sich bergen, ist es ab dem fünfzigsten Lebensjahr besonders heikel, sich bedenkenlos darauf einzulassen. Dieses Kapitel soll helfen, in dieser Angelegenheit die richtige Entscheidung zu treffen.

Unterschiedliche Bestandteile der Körpermasse

Entgegen der weit verbreiteten Ansicht stellt die Waage ein ziemlich ungenaues Messinstrument dar, da lediglich das Gesamtgewicht angezeigt wird.

Bekanntlich nehmen im Alter die Wasser- und Fettmasse zu Lasten der Muskelmasse zu. Deshalb ist ein »normales« Körpergewicht nicht automatisch eine Garantie für eine ausreichende Nährstoffversorgung.

Heutzutage gibt es ein Verfahren, mit dem sich der prozentuale Anteil der Wasser-, Muskel- und Fettmasse exakt berechnen lässt. Der Body Mass Index (BMI, Formel siehe Anhang auf Seite 212 und das Verhältnis zwischen Taillen- und Hüftumfang eignen sich ebenfalls zur genauen Messung der Fettmasse und ihrer Verteilung im Körper.

Übergewicht nach dem fünfzigsten Lebensjahr

Durch mehrere Untersuchungen, die an Personen über sechzig Jahren durchgeführt wurden, war es möglich, ihren durchschnittlichen Body Mass Index (BMI) zu bestimmen und einige allgemeine Schlüsse daraus zu ziehen:
- bei 45 % der Männer und 55 % der Frauen lag ein erhöhter BMI-Wert vor;
- davon hatten 20 % der Männer und 30 % der Frauen so viel Übergewicht, dass eine Gewichtsabnahme gerechtfertigt war;
- das Übergewicht der betroffenen Personen blieb im Alter konstant und nahm mit den Jahren sogar eher ab.

Welches Körpergewicht ist richtig?

Im Alter von fünfzig Jahren kann es empfehlenswert sein, einige Kilo an Gewicht zu verlieren, aber bei einer Person von über siebzig Jahren ist gegen ein geringes Übergewicht nichts einzuwenden. Dies mag sogar von Vorteil sein, da sich im Krankheitsfall durch diese »Reserven« ein Mangelzustand vermeiden lässt.

Dies bedeutet, dass Übergewicht in Abhängigkeit vom Alter zu betrachten ist. Ein BMI-Wert von 28 wäre bei einer Person von fünfzig Jahren zu hoch, während im Alter von siebzig Jahren absolut keine Bedenken bestünden. Bevor aufgezeigt wird, wie man an Gewicht verliert, ohne seine Gesundheit zu gefährden, folgt nun eine Aufstellung der verschiedenen Arten von Fettleibigkeit.

Arten der Fettleibigkeit

Männliche Fettleibigkeit

Bei der männlichen Fettleibigkeit sammelt sich das Fett vor allem in der oberen Körperhälfte (Gesicht, Hals, Brust, Bauch oberhalb des Nabels). Dies hat einen vorstehenden Bauch oberhalb der Taille zur Folge, der für diese Form der Fettleibigkeit charakteristisch ist. Davon betroffen sind vor allem Männer ab dem fünfzigsten Lebensjahr.

Diese Fettleibigkeit kann im Zweifelsfall dadurch festgestellt werden, dass mit einem Maßband das Verhältnis zwischen Taillen- und Hüftumfang gemessen wird. Beim Mann sollte der Wert unter 1 und bei der Frau unter 0,85 liegen.

Bei dieser Art von Übergewicht besteht Anlass zur Sorge, da dadurch Stoffwechselstörungen begünstigt werden: Hyperinsulinismus, Diabetes, Hypercholesterinämie, Hypertriglyceridämie, Bluthochdruck und Herz-Kreislauf-Erkrankungen.

Weibliche Fettleibigkeit

Von der weiblichen Fettleibigkeit sind vor allem Frauen vor dem fünfzigsten Lebensjahr betroffen. Die Fettmasse herrscht dabei im unteren Körperteil vor (Unterleib, Hüften, Oberschenkel, Po).

Bei dieser Form kommt es nur selten zu den oben genannten Stoffwechselstörungen. Allerdings ist häufig eine Venenschwäche mit Krampfaderbildung und ab dem fünfzigsten Lebensjahr eine schmerzhafte Arthrose in den Lenden, Hüften und Knien zu beobachten. Die Beeinträchtigung ist jedoch hauptsächlich ästhetischer Natur.

Diese Art von Übergewicht geht im Allgemeinen mit Cellulitis einher und wird sogar oft damit verwechselt. Der Unterschied besteht darin, dass bei der Fettleibigkeit die Fettmasse nicht klar abgegrenzt ist, wohingegen sich bei Cellulitis an bestimmten Stellen Fettdepots befinden, die in faserigem Bindegewebe eingeschlossen sind.

Tiefe Fettdepots im Bauchraum

Diese Fettleibigkeit gilt als die schlimmste Form und ist besonders schwer festzustellen. Die Betroffenen haben ein normales Körpergewicht, d.h. die Waage zeigt kein Übergewicht an. Trotzdem handelt es sich um echte Fettleibigkeit, da die Fettmasse – obwohl von außen nicht zu sehen – sehr groß ist. Die tiefen Fettdepots werden in der Regel zufällig bei einem chirurgischen Eingriff im Bauchraum oder bei einer Ultraschalluntersuchung (z.B. bei Lumbalgie) entdeckt.

Die Fettmasse ist nicht auf bestimmte Stellen beschränkt und umfasst sämtliche Organe. Die Prognosen sind nicht günstig, da Stoffwechselstörungen das Leben erheblich verkürzen können.

Ist eine Gewichtsabnahme notwendig?

Ab einem gewissen Alter eine Gewichtsabnahme anzustreben, kann eine heikle Angelegenheit sein, da man nicht weiß, ob dieser Schritt von Vorteil ist oder nicht. Deshalb sollte man das Für und Wider genau abwägen.

Beim Mann

- Bis zum fünfundsechzigsten Lebensjahr ist eine Gewichtsabnahme gerechtfertigt, vor allem um Herz-Kreislauf-Störungen zu vermeiden.
- Zwischen fünfundsechzig und siebzig Jahren kann eine Abmagerung sinnvoll sein, um bei einer vorliegenden Krankheit eine Besserung zu erzielen, z.B. bei einer Beeinträchtigung der Herzkranzgefäße durch Hypercholesterinämie oder bei Diabetes.
- Ab dem siebzigsten Lebensjahr ist eine Gewichtsabnahme nur dann zu empfehlen, wenn die zusätzlichen Pfunde Schäden am Bewegungsapparat verursachen: Gehschwierigkeiten, Hüft- oder Kniearthrose. Bei Stoffwechselstörungen besteht jedoch kein Anlass, das Körpergewicht zu reduzieren,

solange es sich nicht um extreme Fettleibigkeit handelt (BMI über 35).

Bei der Frau

- Bis zum fünfzigsten Lebensjahr macht sich Übergewicht vor allem durch Venenprobleme und Arthrose bemerkbar.
- Mit etwa fünfzig Jahren muss die Menopause, die entgegen der weit verbreiteten Ansicht nicht automatisch eine Gewichtszunahme hervorruft, so gut wie möglich bewältigt werden.
- Vor allem bei einer Fettansammlung in der oberen Körperhälfte treten Herz-Kreislauf-Störungen auf. Sammelt sich das Fett dagegen im unteren Körperteil, bestehen keine Risiken; die Beeinträchtigung ist lediglich ästhetischer Natur. Bei Frauen mit Diabetes kann eine Abmagerung wegen Gefäßrisiken gerechtfertigt sein.

Risiken der Fettleibigkeit

Fettleibigkeit kann Stoffwechselstörungen auslösen:
- Hyperinsulinismus mit Insulinresistenz;
- Diabetes Typ II (insulinunabhängig);
- Hypercholesterinämie (mögliche Erkrankung der Herzkranzgefäße);
- Hypertriglyceridämie;
- Hyperurikämie.

Atemprobleme

Es kann zu Problemen im Bereich der Atmungsorgane kommen. Bei Fettleibigen treten zum Beispiel Störungen der Atemmechanik auf, die zu einer Verringerung der Luftmenge in den Lungen führen. Am häufigsten ist Schlaf-Apnoe anzutreffen (Atemstillstand von mindestens zehn Sekunden mehr als fünfmal in der Stunde). Diese Atempausen, die häufig mit Schnarchen einhergehen, können nur vom Partner festgestellt werden. Neben dem plötzlichen Tod in schweren Fällen zählen Tagesschläfrigkeit, Kopfschmerzen, Gedächtnisstörungen usw. zu den Beschwerden.

Belastungen des Bewegungsapparats

Übergewicht führt zu einer Verlagerung des Körperschwerpunktes; durch den vorstehenden Bauch kommt es zu einer übermäßigen Belastung der Gelenke:

- Lumbalgie im Bereich der Wirbelsäule;
- Sehnenentzündung im Knie;
- Hüft- und Kniearthrose.

Außerdem liegt eine erhöhte Schmerzempfindlichkeit vor, so dass die auftretenden Schmerzen stärker empfunden werden.

Krebs und Fettleibigkeit

Durch Fettleibigkeit erhöht sich bei Männern das Risiko, an Prostata-, Dickdarm- oder Mastdarmkrebs zu erkranken. Bei Frauen besteht das Krebsrisiko im Hinblick auf die Gebärmutter, Brust, Eierstöcke und die Gallenblase. Übergewichtige können andererseits beruhigt sein, denn die Krebssterblichkeit ist bei schlanken Menschen (BMI unter 23) am höchsten.

Risiko bei chirurgischen Eingriffen

Durch Herzstörungen, Atemprobleme und mögliche Venenentzündungen besteht bei Fettleibigen ein erhöhtes Operationsrisiko. Die Heilung verzögert sich oft, und es kommt vermehrt zu Hautinfektionen.

Psychosoziale Folgen

Bei älteren Menschen wird Übergewicht im Allgemeinen eher toleriert als bei jüngeren Erwachsenen, selbst wenn die Beeinträchtigung in ästhetischer Hinsicht bestehen bleibt.

Wiederholte Abmagerungsversuche mithilfe strenger Diäten tragen häufig zur gesellschaftlichen Ausgrenzung der Betroffenen bei, was zu psychischen Störungen führen kann (Angstgefühle, Depressionen, Esszwang usw.).

Auswirkungen einer Gewichtsabnahme

Wenn Bluthochdruck vorliegt, lässt sich manchmal mit einer Gewichtsabnahme von fünf bis sechs Kilo eine Normalisierung erreichen, selbst wenn der Betroffene noch weitere zehn Kilo abspecken müsste, um sein Idealgewicht zu erreichen. Ältere Menschen sollten nicht übereifrig sein, sondern sich mit einem Teilerfolg zufrieden geben. Es ist besser, nur ein Drittel seines Übergewichts dauerhaft zu verlieren, als mehr abzunehmen und anschließend wieder an Gewicht zuzunehmen. Denn laut Statistik bewirken Gewichtsschwankungen (Jo-Jo-Effekt oder Ziehharmonika-Diäten) eine starke Erhöhung des Herz-Kreislauf-Risikos.

Aufgrund dieses Risikos vertreten zahlreiche Ernährungswissenschaftler die Ansicht, dass Personen mit einem leichten Übergewicht überhaupt keine Abmagerungskur machen sollten.

Kann Fettleibigkeit ein Vorteil sein?

Diese Frage mag unsinnig erscheinen. Dennoch ist es eine Überlegung wert, ob Übergewicht nicht einige Vorteile besitzt.

Die Statistik zeigt, dass bei Männern um das sechzigste Lebensjahr das niedrigste Sterberisiko bei einem BMI zwischen 26 und 28 liegt, d. h. an der Grenze zu Übergewicht.

Das Risiko, an Krebs zu sterben, ist bei schlanken Menschen (BMI unter 23) deutlich höher als bei dicken (BMI über 28).

Bei Frauen ab dem fünfzigsten Lebensjahr (nach der Menopause) wirkt Übergewicht der Osteoporose entgegen, da sich ein Teil der zusätzlichen Fette in Hormone umwandelt, die dem Knochenschwund vorbeugen.

Ruft die Menopause eine Gewichtszunahme hervor?

Häufig wird davon ausgegangen, dass die Menopause eine der Hauptursachen für eine Gewichtszunahme darstellt. Anhand von Gewichtskurven wird jedoch deutlich, dass ab dem fünfundvierzigsten Lebensjahr das Körpergewicht deutlich langsamer zunimmt.

Laut Statistiken nehmen Französinnen zwischen dem zwanzigsten und zweiundfünfzigsten Lebensjahr durchschnittlich zehn Kilo zu.

Betrachtet man die Statistiken genauer, lassen sich zwei Dinge feststellen:

- nur 43 % der Frauen leiden während der Menopause unter dem Problem der Gewichtszunahme (4 bis 6 Kilo);
- die Gewichtszunahme fällt sehr gering aus, wenn sich die Frau einer Hormonbehandlung unterzieht (31 %).

Außerdem haben Ärzte die Erfahrung gemacht, dass die Frauen, die während der Menopause an Gewicht zunehmen (mit oder ohne Hormonbehandlung), bereits vorher Übergewicht hatten.

Deshalb besteht Grund zur Annahme, dass trotz gegenteiliger Ansicht die Menopause kein entscheidender Faktor für die Gewichtszunahme darstellt, sondern sich nur verstärkend auswirkt. Wer zu Übergewicht neigt, wird wahrscheinlich einige Kilo zunehmen.

Eine Gewichtszunahme zu diesem Zeitpunkt lässt sich am besten durch eine Umstellung der Ernährungsgewohnheiten vermeiden. Darauf beruht die Montignac-Methode, die im folgenden Kapitel behandelt wird.

Die Montignac-Methode: Eine einfache Umstellung der Ernährungsgewohnheiten

In der Natur ist Übergewicht – bis hin zu Fettleibigkeit – so gut wie unbekannt. Bei Naturvölkern als auch bei in der freien Wildbahn lebenden Tieren lassen sich keine Anzeichen davon entdecken.

Bei den Weltkulturen war dieses Phänomen häufiger anzutreffen. Allerdings waren stets besondere berufliche und soziale Schichten davon betroffen:

- die Patrizier (altrömischer Adel) und einige Militärchefs während des Untergangs ihres Imperiums;
- einige Geistliche, insbesondere Mönche;
- einige Aristokraten, aber vor allem die Bürger der industriellen Revolution.

In allen Fällen handelte es sich um Personen, die wohlhabenden Bevölkerungsschichten angehörten. Deshalb war man lange Zeit der Ansicht, dass »Dicksein« ein Privileg der Reichen sei. Man folgerte daraus, dass Fettleibigkeit auf eine große Nahrungszufuhr zurückzuführen ist, was sich nur wohlhabende Leute leisten konnten.

Diese Vorstellung ist falsch. Im Übrigen lässt sich heute feststellen, dass vor allem unter der armen Bevölkerung der Industrieländer die meisten Fettleibigen zu finden sind.

Jahrelang war das Phänomen der Fettleibigkeit so nebensächlich, dass man diesen Zustand sogar als ein Zeichen von guter Gesundheit betrachtete. In der Mitte des 20. Jahrhunderts hat sich die Situation dann allmählich umgekehrt. Das Ganze nahm seinen Anfang in den USA. Dort machte man die Feststellung, dass das durchschnittliche Körpergewicht der Bevölkerung auf alarmierende Weise zunahm und dass Übergewicht – entgegen der weit verbreiteten Ansicht – einen Risikofaktor für die Gesundheit darstellte. Die Wissenschaftler aus jener Zeit stellten daraufhin eine Hypothese auf: Wenn Fettleibigkeit vor allem in den reichen Ländern auftritt, liegt dies daran, dass die Menschen zu viel Nahrung zu sich nehmen und sich nicht ausreichend körperlich bewegen. Sie waren der Ansicht, dass der menschliche Organismus wie ein Heizkessel funktioniert. Zum Leben benötigt er Energie, die er über die Nahrung zuführt. Auf der einen Seite hat man also die Energiezufuhr, auf der anderen Seite den Energieverbrauch. Übergewicht – bis hin zu Fettleibigkeit – kann somit nur die Folge eines Ungleichgewichtes zwischen der Energiezufuhr und dem Energieverbrauch sein. Als Maßeinheit dienten Kalorien.

Aus dieser Hypothese ist die kalorienreduzierte Ernährungstheorie entstanden. Darauf beruht auch die herkömmliche Diätetik, die bewusst restriktiv ausgerichtet ist und sich auf zwei Prinzipien stützt:

- weniger essen, was mit Kalorienzählen verbunden ist;
- sich mehr körperlich betätigen.

Inzwischen wurde jedoch in Versuchen nachgewiesen, dass diese Hypothese des Energiegleichgewichtes falsch ist. Um dies zu verstehen, muss man zunächst bestimmte Tatsachen anerkennen und vor allem beobachten, was sich in den USA abspielt. Dort werden diese zwei Prinzipien seit mehr als vierzig Jahren äußerst konsequent angewendet. Ergebnis: 65 % der Amerikaner leiden an Übergewicht, 20 % davon sind fettleibig.

Heute weiß man, dass sich die Situation seit der Verbreitung der kalorienreduzierten Diätmethode sogar erheblich verschlechtert hat. Einige Wissenschaftler, die diesen Skandal zu Recht anprangern, behaupten sogar: »Die systematische Anwendung kalorienreduzierter Diäten ist die Hauptursache für Fettleibigkeit.«

Dies wird von Statistiken bestätigt, denn im Gegensatz zur herkömmlichen Auffassung nehmen lediglich 15 % der Fettleibigen überdurchschnittlich viel Nahrung zu sich, 30 % essen normal und 50 % nehmen sogar sehr wenig Nahrung zu sich. Dies klingt zwar paradox, aber es wird verständlich, wenn man ein wenig darüber nachdenkt.

Man muss wissen, dass ein Lebewesen bei jeder erlittenen Frustration ein bestimmtes Reaktionsverhalten entwickelt. Bei Unterernährung wird es durch den Überlebensinstinkt veranlasst, sparsam mit der Energie umzugehen, um Reserven bilden zu können. Der Organismus, dem zu wenig Nahrung zugeführt wird, reduziert also den Energieverbrauch, damit größere Reserven vorhanden sind. Deshalb erreicht man genau das Gegenteil von dem, was man sich gewünscht hat: Je weniger man isst, umso mehr nimmt man an Gewicht zu.

Wissenschaftliche Untersuchungen haben somit den Nachweis erbracht, dass entgegen der weit verbreiteten Ansicht der menschliche Organismus nicht wie ein Heizkessel funktioniert. Man weiß nun, dass Fettleibigkeit nicht von einer hohen Energiezufuhr oder von einem geringen Energieverbrauch abhängt. Was ist dann dafür verantwortlich?

Warum nimmt man an Gewicht zu?

Man wird feststellen, dass in Wirklichkeit die Beschaffenheit der Lebensmittel, d. h. ihr Nährstoffgehalt, indirekt für die Entstehung von Übergewicht verantwortlich ist. Durch die Nährstoffzusammensetzung können Stoffwechselvorgänge ausgelöst werden, die eine mögliche Gewichtszunahme zur Folge haben.

Damit man versteht, wie die Bildung von Fettreserven vor sich geht, müssen zuvor einige Fachbegriffe erläutert werden.

Der Blutzucker

Jeder hat wahrscheinlich schon einmal eine Blutentnahme über sich ergehen lassen. Dabei ging es dem Arzt unter anderem um die Überprüfung des Blutzuckerspiegels, d. h. um die Feststellung, ob die im Blut vorhandene Zuckermenge über oder unter dem Normalwert liegt (1 Gramm pro Liter Blut).

Zucker, oder genauer gesagt Glukose, muss im Blut vorhanden sein, denn sie ist der wahre »Treibstoff« des Organismus, der ständig seinen Bedarf daraus deckt. Wenn die Blutzuckerkonzentration weit unter 1 g/l sinkt, befindet man sich im Bereich der Hypoglykämie. Die Bauchspeicheldrüse sondert daraufhin das Hormon Glukagon ab, das über die Fettreserven oder über Glykogen die sofortige Bildung von Glukose veranlasst.

Wenn der Blutzuckerspiegel über den Normalwert von 1 g/l steigt, liegt Hyperglykämie vor. Im nüchternen Zustand kann dies auf einen prädiabetischen Zustand hinweisen, was auch der Grund für derartige Blutanalysen ist. Der Blutzuckerspiegel steigt jedoch immer an, wenn Kohlenhydrate, allgemein auch als »Zucker« bezeichnet, verzehrt werden. Dazu zählen Getreide (Weizen, Mais), Stärkeprodukte (Trockenbohnen, Linsen, Kartoffeln) und Obst. Nach der Zufuhr von Kohlenhydraten kommt es automatisch zu Hyperglykämie.

Da dieser Zustand auf Dauer gefährlich wäre, setzt die Bauchspeicheldrüse ein weiteres Hormon frei, das Insulin, dessen Aufgabe darin besteht, den Blutzuckerspiegel wieder zu normalisieren und den Glukosespeicher für den späteren Verbrauch aufzufüllen.

Lange Zeit waren die Wissenschaftler davon ausgegangen, dass alle Kohlenhydrate über die gleiche glykämische Wirkung verfügen (d. h. den Blutzuckergehalt erhöhen). Deshalb wurde ihr Verzehr für Diabetiker unterschiedslos eingeschränkt. Dann machte Professor Crapo, ein bedeutender amerikanischer Diabetologe, 1976 die Entdeckung, dass die Blutzuckerkurve von einem Kohlenhydrat zum anderen sehr unterschiedlich sein kann. Bei Kartoffeln, Weißmehl und Zucker war sie beispielsweise sehr hoch, während sie bei Obst, Linsen und Trockenbohnen niedrig ausfiel. Somit kam er auf die Idee, die Kohlenhydrate nach ihrer glykämischen Wirkung einzuteilen, was durch den glykämischen Index kenntlich gemacht wird.

Hyperinsulinismus

Wie bereits dargelegt wurde, steigt nach dem Verzehr eines Kohlenhydrates (zum Beispiel Brot) die Blutzuckerkonzentration an, woraufhin die Bauchspeicheldrüse Insulin ausscheidet, um den Normalzustand wiederherzustellen. Normalerweise steht die Insulinmenge im Verhältnis zur Blutzuckerkonzentration. Ist die Bauchspeicheldrüse jedoch in ihrer Funktion gestört, setzt sie mehr Insulin frei, als benötigt wird, um den Blutzuckerspiegel zu senken. Diese übermäßige Sekretion wird als Hyperinsulinismus bezeichnet.

Seit einigen Jahren ist bekannt, dass die Gewichtszunahme auf Hyperinsulinismus zurückzuführen ist. In wissenschaftlichen Untersuchungen wurde tatsächlich nachgewiesen, dass eine extrem hohe Insulinabsonderung eine übermäßige Speicherung der zirkulierenden Fettsäuren (bei der letzten Mahlzeit zugeführte Fette) hervorruft.

Dies lässt sich an einem Beispiel veranschaulichen: Martin neigt sehr zu Übergewicht. Daraus folgern wir – in Anlehnung an das, was eben gesagt wurde –, dass bei seiner Bauchspeicheldrüse eine Funktionsstörung vorliegt und er an Hyperinsulinismus leidet. Wir setzen ihm nun nacheinander zwei scheinbar identische Mahlzeiten vor und beobachten, was passiert.

Die erste Mahlzeit besteht aus einem großen Schweinekotelett (600 Kalorien) und Bratkartoffeln (400 Kalorien). Dies ergibt insgesamt 1000 Kalorien.

Die zweite Mahlzeit besteht aus Linsen mit Speck. Der Speck hat 600 Kalorien und die Linsen – mit etwas Olivenöl serviert – 400 Kalorien.

Dem Anschein nach sind beide Mahlzeiten gleich. Die Zusammensetzung im Hinblick auf Proteine, Lipide und Kohlenhydrate hält sich in etwa die Waage. Die Energiezufuhr beläuft sich in beiden Fällen auf 1000 Kalorien in Form von Fleisch (Schweinefleisch) und Stärkeprodukten (Kartoffeln bzw. Linsen).

Betrachten wir nun die Stoffwechselvorgänge.

Im ersten Fall werden die Kartoffeln, die über einen hohen glykämischen Index verfügen (95), einen starken Anstieg des Blutzuckerspiegels hervorrufen. Daraufhin wird Martins Bauchspeicheldrüse eine große Menge Insulin absondern. Da sie jedoch in ihrer Funktion gestört ist, wird sie eine unverhältnismäßig hohe Menge freisetzen. Gerade durch diesen Hyperinsulinismus kommt es zu einer Speicherung eines Großteils der zirkulierenden Fettsäuren, die vom verzehrten Schweinefleisch stammen.

Martin wird somit an Gewicht zunehmen.

Im zweiten Fall entsteht nur eine geringe Erhöhung des Blutzuckerspiegels, da Linsen einen niedrigen glykämischen Index (30) aufweisen. Demzufolge wird die Bauchspeicheldrüse eine sehr kleine Menge Insulin ausscheiden. Da kein Hyperinsulinismus vorliegt, werden die zirkulierenden Fettsäuren nicht als Fettreserven gespeichert.

Martin wird somit nicht an Gewicht zunehmen!

An diesen zwei Versuchen wird nicht nur deutlich, wie die Gewichtszunahme wirklich vor sich geht, sondern man begreift auch, dass der Energiefaktor bei der Zunahme des Körpergewichtes keine entscheidende Rolle spielt, obwohl dies von einigen Ernährungswissenschaftlern fälschlicherweise behauptet wird. Denn in beiden Fällen nimmt Martin die gleiche Menge an Kalorien und an Energie – in Form von Fleisch (vor allem Fette) und Stärkeprodukten – zu sich.

Die glykämischen Indizes

Warum nimmt Martin im ersten Fall an Gewicht zu und im zweiten Fall nicht?

Dies liegt an der Beschaffenheit der Stärkeprodukte, d.h. an ihrem Nährstoffgehalt, der durch den glykämischen Index ausgedrückt wird. Je höher der glykämische Index des verzehrten Lebensmittels ist, umso mehr wird Hyperinsulinismus ausgelöst, der eine Speicherung der bei der gleichen Mahlzeit zugeführten Fette verursacht.

Wenn man dieses Phänomen verstanden hat, kann man leicht nachvollziehen, dass die Gewichtszunahme, Übergewicht und Fettleibigkeit direkt von der Ernährungsweise, und damit von der Beschaffenheit der Nahrung, abhängen. Wer hauptsächlich Lebensmittel mit einem niedrigen glykämischen Index zu sich nimmt, wie zum Beispiel Vollkorngetreide, Hülsenfrüchte (Trockenbohnen, Linsen usw.), Obst und frisches Gemüse, hat keine Gewichtszunahme zu befürchten; die zugeführte Energiemenge (Fleisch, Fisch, Eier, Käse, Öl) spielt dabei keine Rolle. Auf diese Weise haben sich im Übrigen unsere Vorfahren ernährt.

Wer dagegen überwiegend Lebensmittel mit einem hohen glykämischen Index verzehrt, wie zum Beispiel weißes Mehl oder die daraus hergestellten Produkte (Weißbrot, Nudeln, Pizza, Kekse, Cracker usw.), Zucker, Kartoffeln oder auch weißen polierten Reis, braucht sich über eine Gewichtszunahme nicht zu wundern: Wie bereits dargelegt wurde, werden die bei der gleichen Mahlzeit zugeführten Fette übermäßig gespeichert, da die Bauchspeicheldrüse eine überaus große Insulinmenge absondert.

Doch gerade diese Ernährungsweise ist heutzutage in den Industrieländern verbreitet (besonders stark in den USA).

Schlechte Ernährungsgewohnheiten sind für die Gewichtszunahme verantwortlich, und wie später zu sehen sein wird, genügt eine Änderung der Ernährungsweise, um die Situation zu normalisieren.

Zuvor sollte man wissen, wie sich seit fast zwei Jahrhunderten, und vor allem seit den letzten vierzig Jahren, eine Änderung der Ernährungsgewohnheiten in unserer modernen Gesellschaft vollzogen hat.

Betrachten wir noch einmal die Tabelle der glykämischen Indizes (siehe Seite 35).

Die Einteilung wurde auf der Grundlage der reinen Glukose vorgenommen, die den Wert 100 erhielt. In der linken Spalte sind sämtliche Kohlenhydrate vertreten, deren glykämischer Index über 50 beträgt. In der rechten Spalte sind die Kohlenhydrate aufgeführt, deren glykämischer Index unter diesem Wert liegt.

Zu der linken Spalte sind zwei wichtige Anmerkungen zu machen. Nicht nur Zucker (70) ist darin zu finden, sondern es werden auch Kartoffeln (in Form von Püree oder Pommes frites) mit einem hohen Wert aufgeführt (die in rohem Zustand nur einen glykämischen Index von 70 aufweisen). Ein Franzose namens Bornais hat aufgezeigt, dass die Zubereitungs- oder Herstellungsart die glykämische Wirkung eines Lebensmittels erhöhen kann. Dies ist bei Kartoffeln, aber auch bei Mais der Fall. Cornflakes oder Popcorn haben einen glykämischen Index von 85, während er bei Mais ursprünglich 70 beträgt.

Außerdem zählen die Kohlenhydrate der linken Spalte zu den modernen Lebensmitteln, d.h. Produkte, die seit einigen Jahrzehnten bevorzugt verzehrt werden. Drei davon, die in der Ernährung der westlichen Welt übermäßig vertreten sind, waren zu Beginn des 19. Jahrhunderts praktisch unbekannt. Es handelt sich dabei um Zucker, raffiniertes Mehl und Kartoffeln.

Zucker

Bis zum 16. Jahrhundert war Zucker in Europa so gut wie unbekannt. Er wurde gelegentlich als Gewürz verwendet, doch da er durch seine Knappheit sehr teuer war, war er nur für die Allerreichsten erschwinglich. Die Entdeckung der Neuen Welt ermöglichte eine bedingte Ausbreitung des Zuckerrohrs, doch durch die Transport- und Raffinierungskosten blieb Zucker weiterhin ein Luxusartikel für die Reichen. 1780 lag der Zuckerverbrauch unter einem Kilo pro Jahr und pro Einwohner.

Erst mit der Entdeckung der Zuckerextraktion aus der Rübe im Jahre 1812 verringerte sich der Selbstkostenpreis dauerhaft, wodurch aus dem Zucker allmählich ein gängiges Konsumprodukt wurde.

Statistiken über den Zuckerverbrauch in Frankreich pro Jahr und Einwohner weisen folgende Zahlen auf:

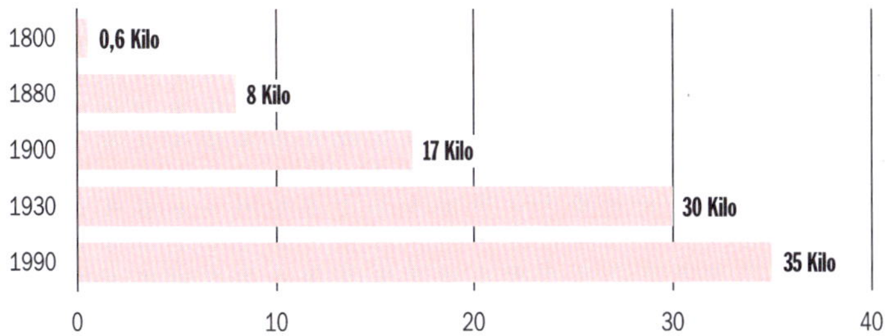

Zucker löst durch seinen hohen glykämischen Index eine Hyperglykämie aus, die zu einer übermäßigen Reizung der Bauchspeicheldrüse führt.

Man kann somit sagen, dass seine allgemeine Verbreitung eine gewaltige Änderung unserer Ernährungsgewohnheiten bewirkt hat. Noch nie hat sich in der Geschichte der Menschheit ein so radikaler Ernährungswandel in einem derart kurzen Zeitraum vollzogen.

Mehl

Das Beuteln bzw. Sieben von Mehl hat es schon immer gegeben. Früher wurde es ganz grob mit der Hand gesiebt und aufgrund des hohen Selbstkostenpreises (30 % der Stoffe werden entfernt) war Auszugsmehl nur für wenige Reiche erschwinglich.

Da das einfache Volk sich mit Schwarzbrot (aus ungesiebtem Mehl) begnügen musste, wurde Weißbrot zu einer der Hauptforderungen der Französischen Revolution. Doch erst mit der Erfindung des Mahlwerks im Jahre 1870 wurde es möglich, die Selbstkosten für das Sieben von Mehl beträchtlich zu verringern.

Aus Schwarzbrot wurde zunächst Graubrot, d. h. zur Hälfte ausgesiebt, dann Weißbrot. Heute ist das Brot sogar sehr weiß, da es übermäßig gesiebt wird. Man muss wissen, dass je nach Bearbeitung der glykämische Index von Weizenmehl zwischen 35 und 85 schwanken kann, wodurch es zu einem hyperglykämisch wirkenden Lebensmittel wird. Außerdem werden dem Mehl durch die Bearbeitung sämtliche Nährstoffe entzogen (Ballaststoffe, Vitamine, Mineralstoffe, Spurenelemente, Proteine usw.), so dass nur Stärke übrig bleibt, deren Bedeutung eher gering ist.

Wir essen heute vielleicht weniger Brot als vor einhundert Jahren, dafür nehmen wir viel mehr Weißmehl zu uns.

Kartoffeln

Man könnte glauben, dass die Kartoffel zum Erbe des alten Europas gehört, da sie dort so reichlich verzehrt wird. Dem ist nicht so, denn sie hat sich erst Mitte des 18. Jahrhunderts allmählich ausgebreitet, nachdem sie in den Hungerzeiten vor der Französischen Revolution von Parmentier als Getreideersatz empfohlen wurde.

Seit ihrer Entdeckung in Peru Mitte des 16. Jahrhunderts diente sie lediglich als Schweinemastfutter. Man bezeichnete sie im Übrigen als »Schweineknolle«, und da sie einer Pflanzengattung angehörte, deren Arten meistens giftig waren, war man ihr gegenüber so misstrauisch, dass ihr Verzehr sogar von der Kirche verboten wurde.

Es ist festzuhalten, dass die Kartoffel einen der höchsten glykämischen Indizes aufweist, der – je nach Zubereitung – sogar über dem des Zuckers liegt.

Außerdem ist sie für die Ernährung nur von sehr geringem Nutzen, da neben der hyperglykämischen Wirkung ihr Gehalt an Vitaminen, Mineralstoffen und Spurenelementen insofern wertlos ist, als sich diese Nährstoffe an der Schale befinden, so dass sie beim Schälen automatisch entfernt werden.

Die Ernährungsgewohnheiten

Wenn wir uns die Tabelle der glykämischen Indizes näher anschauen, fällt auf, dass sich die Ernährung von früher hauptsächlich aus Lebensmitteln der rechten Spalte zusammengesetzt hat, wie zum Beispiel Vollkorngetreide, Hülsenfrüchte (Linsen, Trockenbohnen, Erbsen usw.) und frisches Gemüse, während die heutige Ernährung meistens aus Lebensmitteln der linken Spalte besteht.

Dies zeigt, dass sich seit einhundertfünfzig Jahren, und insbesondere seit den letzten fünfzig Jahren, in den westlichen Ländern eine Änderung der Ernährungsgewohnheiten vollzogen hat, die darauf beruht, dass immer weniger Lebensmittel mit einem niedrigen glykämischen Index und zunehmend solche mit einem hohen glykämischen Index verzehrt werden.

Diese Änderung der Ernährungsweise hat somit zu einem allmählichen Anstieg der durchschnittlichen Blutzuckerkonzentration mit der bekannten Kettenreaktion geführt: Hyperglykämie – Hyperinsulinismus – Speicherung der Fettsäuren.

Nun versteht man besser, warum Fettleibigkeit in den USA viel häufiger auftritt als in Frankreich: Die Amerikaner ernähren sich fast ausschließlich von Lebensmitteln mit einem hohen glykämischen Index.

Ihre Ernährung besteht aus:
- Zucker (63 Kilo pro Jahr und Einwohner);
- Weißmehl (enthalten in Sandwiches, Hotdogs, Hamburgern, Pizza, Nudeln, Keksen, Crackern usw.);
- Kartoffeln (sogar zum Frühstück);
- Mais (vor allem in Form von Popcorn und Cornflakes, die einen sehr hohen glykämischen Index aufweisen).

Sie nehmen somit hauptsächlich hyperglykämisch wirkende Lebensmittel zu sich, was langfristig Hyperinsulinismus zur Folge hat. Da sie außerdem noch viel Fleisch, d.h. Fette, verzehren, erhöht sich das Risiko, dass die jeweiligen Fettsäuren in Form von Fettreserven gespeichert werden.

Drei Faktoren spielen bei der Gewichtszunahme eine Rolle:

- der Ernährungsfaktor, d.h. die Zufuhr hyperglykämisch wirkender Lebensmittel, die eine übermäßige Beanspruchung der Bauchspeicheldrüse mit den bekannten Folgen nach sich ziehen.
- der Zeitfaktor: Damit Hyperinsulinismus entsteht, muss die übermäßige Beanspruchung der Bauchspeicheldrüse über einen längeren Zeitraum stattfinden. Deshalb können auch schlanke Menschen, die aufgrund ihres Körpergewichtes essen, was sie wollen, irgendwann Gewichtsprobleme bekommen.
- der individuelle Faktor: Manche Menschen sind empfindlicher und anfälliger als andere, so dass ihre Bauchspeicheldrüse schneller eine Funktionsstörung erleidet. Bei anderen besteht eine Veranlagung: Wenn die Eltern dick sind, liegt ein möglicher Hang zu Hyperinsulinismus vor, und sehr bald können Anzeichen von Fettleibigkeit auftreten.

Außerdem ist der Organismus in bestimmten Lebensabschnitten, vor allem bei der Frau, leichter für Gewichtszunahme empfänglich. Dies gilt für die Phasen hormoneller Umstellung: Pubertät, Schwangerschaft und Menopause. In allen Fällen sind jedoch stets die schlechten Ernährungsgewohnheiten der auslösende oder verstärkende Faktor.

In der Tabelle der glykämischen Indizes fällt weiterhin auf, dass Reis einen schlechten Index aufweist, obwohl er bei den Asiaten, die grundsätzlich nicht an Fettleibigkeit leiden, die Grundlage der Ernährung bildet.

Die Erklärung ist einfach: Asiatischer Reis ist »klebrig« und enthält eine große Menge löslicher Ballaststoffe, was ihm einen niedrigen glykämischen Index verleiht. Beim nichtklebrigen europäisch-amerikanischem Reis ist dies nicht der Fall. Die Asiaten, die Reis als Energielieferant nutzen, nehmen ihn stets mit viel ballaststoffreichem Gemüse zu sich, das über einen sehr niedrigen glykämischen Index verfügt. Die Mahlzeiten besitzen somit automatisch eine geringe glykämische Wirkung.

Das gleiche Phänomen findet sich auch bei der armen Bevölkerung von früher, deren Ernährung auf Kartoffeln basierte. Da stets viel Gemüse oder Hülsenfrüchte dazu verzehrt wurden, war die glykämische Wirkung aufs Ganze gesehen akzeptabel.

Das Dramatische an der modernen Ernährung besteht darin, dass mit der Erhöhung des Lebensstandards das Gemüse durch Fleisch ersetzt wurde, ohne auf Reis und Kartoffeln als Beilage zu verzichten. Beide Voraussetzungen für eine Gewichtszunahme waren somit gegeben: hyperglykämisch wirkende Lebensmittel plus Fett.

Lange Zeit wunderte man sich darüber, dass Mais einen hohen glykämischen Index besitzt, obwohl er jahrhundertelang die Ernährungsgrundlage der Indianer bildete. Auch hier ist die Erklärung einfach: Der moderne Mais ist eine Hybridpflanze, die von den Agrarwissenschaftlern im Hinblick auf hohe Erträge gezüchtet wurde. Der indianische Mais war viel härter, farbintensiver und enthielt mehr lösliche Ballaststoffe (und wichtige Nährstoffe), weshalb er über einen niedrigen glykämischen Index verfügte.

Die moderne Zuchtwahl hat Nährstoffarmut zur Folge, was in einem Anstieg des glykämischen Indexes zum Ausdruck kommt.

Genauso weisen die modernen Getreidesorten, die unter dem Gesichtspunkt der Produktivität – und nicht des Nährstoffgehaltes – gezüchtet wurden, einen höheren glykämischen Index auf als die Arten, die man früher angebaut hat. Die Wiedereinführung dieser alten Arten ist aus heutiger Sicht natürlich empfehlenswert.

Durch eine einfache Umstellung der Ernährung, die auf einem bevorzugten Verzehr von Lebensmitteln mit einem niedrigen glykämischen Index beruht, lässt sich das Problem des Übergewichts wirksam und dauerhaft lösen. Dies wird von der Montignac-Methode empfohlen.

Die Grundprinzipien der Montignac-Methode

Die Montignac-Methode ist einfach, da sie auf einer Auswahl der Lebensmittel basiert. Deshalb kann man sagen, dass sie selektiv, aber im Gegensatz zu kalorienreduzierten Diäten nicht restriktiv ausgerichtet ist.

Außerdem lässt sie sich überall, sowohl zu Hause als auch im Restaurant, unter Wahrung der üblichen gesellschaftlichen und beruflichen Verpflichtungen anwenden.

Sie umfasst sogar den Feinschmeckerbereich, da man mit Genuss essen kann und die meisten der empfohlenen Lebensmittel Bestandteil des kulinarischen Erbes und der erlesenen Küche sind.

Die Montignac-Methode wird in zwei Phasen eingeteilt, obwohl die erste nicht unbedingt notwendig ist, wenn nur eine geringe Gewichtsabnahme erfolgen soll.

Phase I

Dabei handelt es sich um die Phase der Gewichtsabnahme, die je nach Person und Zielsetzung zwei bis drei Monate – oder auch länger – dauern kann. Diese Zeit wird benötigt, um die Ernährungsgewohnheiten umzustellen, d. h. die schlechten Gewohnheiten aufzugeben und die guten anzunehmen (Wahl der »guten« Kohlenhydrate und Fette). Der Organismus wird gewissermaßen »entgiftet« und bestimmte Stoffwechselfunktionen (Insulinabsonderung) werden nicht oder nur in geringem Maße in Anspruch genommen, um den Normalzustand wiederherzustellen.

Diese Phase ist aber leicht zu ertragen, da sie keinerlei Beschränkungen bezüglich der Quantität beinhaltet. Für die bisherigen Anhänger kalorienreduzierter Diäten wird dies ein Grund zur Freude sein, da sie wieder anfangen können zu essen und dabei endlich abnehmen.

Dafür ist die Phase I in der Hinsicht selektiv, dass bestimmte Lebensmittel ausgenommen werden (»schlechte« Kohlenhydrate) oder auf eine spezielle Art zu einer bestimmten Tageszeit verzehrt werden. Diese Phase ist leicht durchzuführen, auch dann, wenn man das Essen außerhalb des Hauses zu sich nimmt. Die Mahlzeiten sind abwechslungsreich und ausgewogen, da sie reich an Proteinen, Ballaststoffen, Vitaminen, Mineralstoffen und Spurenelementen sind.

Normalerweise entsteht in der Phase I keine Frustration, da man sich endlich satt essen und jeden Tag über die wohltuende Wirkung der neuen Ernährungsweise freuen kann.

Die Mahlzeiten (Frühstück, Mittagessen, Abendessen) setzen sich entweder aus Proteinen und Kohlenhydraten oder aus Proteinen und Lipiden zusammen, wobei sämtliche Kohlenhydrate über einen niedrigen glykämischen Index (unter 50) verfügen. Kohlenhydrate mit einem GI unter 35 können mit Proteinen und Lipiden verzehrt werden.

Je nach Höhe der angestrebten Gewichtsabnahme kann die Phase I zwei bis drei Monate dauern.

Allgemeine Empfehlungen für die Phase I

- *Nur 100%iges Vollkornbrot zu sich nehmen*
  - zum Frühstück (Kohlenhydrat-Frühstück): ohne Einschränkung;
  - zum Mittag- oder Abendessen: ohne Fett.
- *Lebensmittel möglichst oft in roher Form verzehren*
  - Gemüse, Salat;
  - Räucherlachs, marinierter Lachs;
  - Tatar.
- *Bei niedriger Temperatur zubereiten, möglichst dämpfen.*

Beispiele für Mahlzeiten der Phase I

Zusammensetzung der Mahlzeiten	**Frühstück**	**Mittagessen**	**Abendessen**
Proteine und Kohlenhydrate (ohne Fette)	Orange	geraspelte Karotten	Gurke (Joghurtsauce 0 % Fett)
	100%iges Vollkornbrot	Zitronensaft	Linsen mit Tomatensauce
	Fruchtkonfitüre ohne Zucker	Vollkornreis	gekochte Pflaumen
	Tee/Kaffee entcoffeiniert	Sojasauce	Wasser
	Magermilch	Himbeeren mit Fruktose	
		Wasser	
Proteine und Lipide (ohne Kohlenhydrate)	Rühreier	Räucherlachs	Endiviensalat mit Speckwürfeln und Essig-Öl-Marinade
	Bacon/Schinken	Grillsteak	pochierter Kabeljau
	Tee/Kaffee entcoffeiniert	grüne Bohnen	Brokkoli
			Käse
		Wasser	

- *Rohes Obst nur zum Frühstück (auf nüchternen Magen) oder zwischen den Mahlzeiten zu sich nehmen. Zum Schluss der Mahlzeit nur in gekochtem Zustand verzehren. Rote Beeren (Erdbeeren, Himbeeren, Johannisbeeren etc.) können auch problemlos zum Abschluss der Mahlzeit verzehrt werden, da diese kaum im Magen gären.*
- *Sämtliche Kohlenhydrate mit einem hohen glykämischen Index meiden, insbesondere:*
  - Zucker (durch Fruktose ersetzen);
  - Kartoffeln (durch Linsen, Bohnen, Erbsen usw. ersetzen);
  - Weißmehl (Weißbrot, Nudeln, Kuchen usw.);
  - weißer Reis; klebriger weißer Reis in gedämpfter Form oder mit Kochwasser ist erlaubt.
  - Mais.

Beispiele für Mahlzeiten der Phase II

Frühstück	Mittagessen	Abendessen
Apfel	geraspelte Kartotten	Champignons griechische Art
100%iges Vollkornbrot mit Butter	Essig-Öl-Marinade (Olivenöl)	Vollkornnudeln mit Tomatensauce
Fruchtkonfitüre ohne Zucker	Hammelkeule	Parmesan und Olivenöl
Tee/entcoffeinierter Kaffee	weiße Bohnen	Walnüsse
Halbfettmilch	Käse	
	Wein	
Mandarine	Austern	Lauch in Essig-Öl-Marinade
Müsli	Kalbsleber	weiße Bohnen mit Walnussöl
Fruchtkonfitüre ohne Zucker	Brokkoli	Frischrahmkäse
Halbfettmilch	Karamellcreme mit Fruktose	Wein
		entcoffeinierter Kaffee/Tee
Orangensaft	Foie gras	Avocado mit Krabben
Haferflocken	Toast aus Schrotbrot	Linsen mit Olivenöl
Vollmilch	Räucherlachs	Vollmilchjoghurt
Haselnüsse oder Mandeln	Champignons mit Petersilie	Wein
entcoffeinierter Kaffee/Tee	Schokoladenschaumcreme	

- *Nicht mehr als zwei bis drei Gläser Flüssigkeit pro Mahlzeit zuführen.*
- *Niemals Alkohol auf nüchternen Magen trinken, zuvor etwas essen.*

Phase II

Die Phase II ist die natürliche Verlängerung der Phase I und entspricht der Phase der Gewichtsstabilisierung. Die Trennung von Kohlenhydraten und Lipiden wird allmählich aufgehoben, aber es kommen weiterhin nur Kohlenhydrate mit einem niedrigen glykämischen Index in Betracht.

Kohlenhydrate mit einem hohen glykämischen Index (Zucker, Weißmehl, Kartoffeln) sind als Ausnahme zugelassen, müssen aber eventuell durch eine Rückkehr zur Phase I bei der darauf folgenden Mahlzeit ausgeglichen werden.

Herz-Kreislauf-Erkrankungen vorbeugen

Wenn man von Herz-Kreislauf-Erkrankungen spricht, muss man genau unterscheiden:

- Koronarerkrankungen: Angina pectoris und Herzinfarkt (durch Ablagerungen kommt es zunächst zu einer Verengung, dann zu einer Verstopfung der Herzarterien).
- Herzrhythmusstörungen: Herzjagen, Verlangsamung der Herzfrequenz, unregelmäßige Herztätigkeit.
- Bluthochdruck: übermäßiger Anstieg des Blutdrucks mit einem Höchstwert von 160 mm Hg systolisch und/oder 100 mm Hg diastolisch.
- Hirnblutungen: Bersten einer Gefäßwand durch übermäßigen Druck.
- Thrombose im Gehirn: Gefäßverschluss durch ein Gerinnsel.
- Entzündung der peripheren Arterien: allmähliche Verstopfung der Arterien der unteren Extremitäten.

Ein Koronaratherom besteht aus Fettablagerungen in und auf den Gefäßwänden. Wie Kesselstein in Abflussrohren verengt es die Arterien. Ist das Blut zu dick, bilden sich aufgrund der Verengungen Gerinnsel. Gelangen diese in den Blutkreislauf, kommt es zu einer möglichen Verstopfung der Gefäße (im Bereich des Herzens, des Gehirns oder der Lungen).

Die Sterblichkeit bei Koronarerkrankungen ist in der zweiten Lebenshälfte weiterhin hoch: 76 % der Männer nach dem fünfundsechzigsten Lebensjahr und 83 % der Frauen nach dem fünfundsiebzigsten Lebensjahr. Dies ist der Schlusspunkt eines Krankheitsverlaufes, der sich über mehrere Jahrzehnte erstrecken kann.

Deshalb sind Vorbeugungsmaßnahmen wichtig, um das Entstehen von Herz-Kreislauf-Erkrankungen zu vermeiden. Dazu muss sehr früh ein gesünderer Lebensstil eingeführt und im Bereich der Ernährung ein Minimum an Maßregeln eingehalten werden. Untersuchungen haben gezeigt, dass die Ernährung bereits im Mutterleib auf die Vorbeugung von Herz-Kreislauf-Erkrankungen ausgerichtet sein sollte. Es ist auf jeden Fall nie zu spät, sich dies bewusst zu machen und entsprechend zu handeln.

Faktoren, die Herz-Kreislauf-Erkrankungen auslösen

Wenn man vorbeugend tätig sein möchte, muss man wissen, welche Parameter beeinflusst werden müssen. Seit Jahren neigt die Presse dazu, das Cholesterin als Hauptursache für die Entstehung von Herz-Kreislauf-Erkrankungen darzustellen. Dadurch werden jedoch andere Risikofaktoren vernachlässigt, die sich im Laufe der Zeit ebenfalls als ausschlaggebend (oder sogar noch ausschlaggebender) herausgestellt haben. Kommen zudem mehrere Faktoren zusammen, erhöht sich dementsprechend das Gesamtrisiko.

Cholesterin

Selbst wenn das Cholesterin nicht für sämtliche Übel verantwortlich gemacht werden kann, so wurde doch der Nachweis erbracht, dass das Mortalitätsrisiko bei Koronarerkrankungen umso mehr steigt, je höher der Cholesterinspiegel ist.

Es hat sich jedoch gezeigt, dass die Anzahl der Koronarerkrankungen von einem Land zum anderen trotz gleichem durchschnittlichen Cholesterinwert sehr unterschiedlich ist, so dass andere Faktoren eine Rolle spielen müssen, die es zu untersuchen gilt.

In Irland zum Beispiel, wo der durchschnittliche Cholesterinwert dem von Frankreich sehr nahe kommt (2,20 g/l gegenüber 2,25 g/l), beträgt die Mortalität etwa 5,5 auf 1000, in Frankreich jedoch nur 1,4 auf 1000 (sämtliche Altersgruppen wurden berücksichtigt). Genauso wurde in einer für die Weltgesundheitsorganisation durchgeführten Untersuchung festgestellt, dass die Koronarmortalität in Frankreich dreimal niedriger ist als in den USA, obwohl dort der durchschnittliche Cholesteringehalt etwas niedriger liegt.

Die Interpretation dieser Diskrepanz führt zum berühmten »französischen Paradoxon«, das als Erklärung die unterschiedliche Ernährungsweise in Frankreich und in den USA anführt.

Dies zeigt, dass es aufgrund der zahlreichen Risikofaktoren nicht sehr vernünftig ist, automatisch auf einer Senkung des Cholesterinspiegels zu bestehen. Ab einem bestimmten Punkt kann dies sogar gefährlich sein, da unter einem Wert von 1,70 g/l andere Risiken auftreten: Depressionen, Selbstmord und ein Anstieg der Krebshäufigkeit. Zwischen der Herabsetzung des Cholesterinspiegels und Krebs besteht tatsächlich ein Zusammenhang, ohne dass man genau sagen kann, welches der bestimmende Faktor ist.

Wie bereits dargelegt wurde, kommt es auf das Verhältnis zwischen dem »guten« Cholesterin (HDL) und dem »schlechten« Cholesterin (LDL) an. Bei der Ernährung sollte man sich deshalb bemühen, das »gute« Cholesterin zu erhöhen und das »schlechte« Cholesterin zu senken.

Es sei daran erinnert, dass Hypercholesterinämie (und sogar Bluthochdruck) bei einer Person mit starkem Übergewicht allein durch den Verlust eines Teils der überflüssigen Pfunde beseitigt werden kann. Die Einführung einer gesünderen Ernährungsweise sollte somit die erste Maßnahme sein, lange bevor man die Einnahme von Medikamenten in Betracht zieht.

Leider neigen Allgemeinmediziner, die während ihrer Ausbildung kaum mit Ernährung zu tun hatten, dazu, Medikamente zu verordnen, worin sie durch den Druck der Pharmaindustrie noch bestärkt werden.

Professor Apfelbaum, der mutig und wissenschaftlich fundiert gegen die Anticholesterin-Besessenheit vorgegangen ist, hat sich den Zorn seiner Kollegen zugezogen, die seine Empfehlung, Millionen als krank eingestufte Menschen in Ruhe zu lassen (ohne Diät und Medikamente), kaum gelten ließen. Diese »Kranken« waren übrigens Ende der achtziger Jahre plötzlich in der Statistik aufgetaucht, nachdem die Amerikaner neue, viel strengere Werte für den Cholesteringehalt im Blut festgesetzt hatten. So sahen sich Millionen von Amerikanern, die sich gegen jedes Risiko gefeit glaubten, von heute auf morgen als »krank« abgestempelt. Wie man sich vorstellen kann, hat sich der Verbrauch von Medikamenten zur Senkung des Cholesterinspiegels verzehnfacht!

Und dies zum großen Glück der Pharmaindustrie, die wahrscheinlich für diese Entwicklung verantwortlich war und dabei von zweifellos kompetenten Wissenschaftlern unterstützt wurde, die allerdings von den gleichen pharmazeutischen Labors bezahlt werden.

Triglyzeride

Lange Zeit ist man davon ausgegangen, dass ein erhöhter Gehalt an Triglyzeriden (in der Nahrung bestehen Fette zu 98 % aus Triglyzeriden) im Blut (über 1,5 g/l) nur dann schädlich ist, wenn er in Verbindung mit Hypercholesterinämie auftritt. Seit einigen Jahren weiß man jedoch, dass bereits ein Übermaß an Triglyzeriden einen Risikofaktor für Herz-Kreislauf-Erkrankungen darstellt.

Eine Untersuchung hat gezeigt, dass das Koronarrisiko erhöht ist:

- um 30 %, wenn der Gehalt an Triglyzeriden über 1,4 g/l liegt;
- um 65 %, wenn der Gehalt an Triglyzeriden zwischen 2 und 4 g/l beträgt;
- um 340 %, wenn der Gehalt an Triglyzeriden über 4 g/l erreicht.

Obwohl Triglyzeride Lipide sind, ist ein erhöhter Gehalt selten auf eine falsche Zufuhr von Fetten zurückzuführen, sondern vielmehr auf:

- zu viele Süßigkeiten. Deshalb sollte auf Zucker verzichtet werden (auch auf Honig, Bonbons, Konfitüre sowie auf Kekse, Kuchen und Gebäck, die Zucker enthalten);
- übermäßigen Alkoholkonsum. Ein erhöhter Gehalt an Triglyzeriden trifft nicht nur auf Alkoholiker zu. Meistens reagiert der Betroffene überempfindlich auf Alkohol, denn selbst bei einem Alkoholgenuss von weniger als 30 g pro Tag kann ein Übermaß an Triglyzeriden auftreten. Als Ursache kommen in Frage:
  - Medikamente, insbesondere:
    - Östrogene (Antibabypille, Hormonbehandlung der Menopause, einige Betablocker);
    - einige Diuretika;
    - Cortison;
    - Retinoide.
  - Fettleibigkeit. In diesem Fall genügt eine Gewichtsabnahme, um den Gehalt an Triglyzeriden wieder zu normalisieren.
  - Fett-Diabetes.

Wie lässt sich der Gehalt an Triglyzeriden senken?

- Bei Diabetikern und Fettleibigen reicht eine Gewichtsreduktion aus.
- Besteht kein Übergewicht, muss zunächst zehn Tage lang auf Alkohol verzichtet werden. Wenn sich der Gehalt dann wieder normalisiert hat, liegt der Beweis vor, dass der Alkohol dafür verantwortlich war. Wenn sich der Normalwert dagegen nicht einstellt, sind sämtliche Süßigkeiten und Kohlenhydrate mit einem hohen glykämischen Index (Weißmehl, Pommes frites usw.) zu meiden.
- In allen Fällen sollte man Fisch zu sich nehmen, insbesondere fetten Fisch (Lachs, Makrelen, Sardinen, Thunfisch usw.),

denn dies ist das einzige Lebensmittel, das den Gehalt an Triglyzeriden verbessert: 30 g Fisch pro Woche reichen normalerweise aus, um einen Erfolg zu erzielen.

Hyperglykämie und Hyperinsulinismus

Diese zwei Erkrankungen kommen bei Diabetikern und Fettleibigen vor und sind ziemlich häufig bei älteren Personen anzutreffen. Man weiß, dass sie Gefäßschädigungen begünstigen. Und da Hyperinsulinismus generell mit Insulinresistenz einhergeht, hat man es zusätzlich mit verhärteten Gefäßwänden und dickerem Blut zu tun, so dass Gerinnsel entstehen können, die zu einer Verstopfung der Arterien führen.

Bei jeder Behandlung, die nicht auf die Heilung von Hyperinsulinismus ausgerichtet ist, bleibt das Herz-Kreislauf-Risiko bestehen. Dieses Problem lässt sich folgendermaßen bekämpfen: ausreichende körperliche Bewegung (mit dem Einverständnis des Kardiologen) und bevorzugter Verzehr von Kohlenhydraten mit einem niedrigen glykämischen Index: Müsli ohne Zucker, Vollkorn- oder Schrotprodukte (Nudeln, Brot, Reis), Hülsenfrüchte, Obst und frisches Gemüse.

Hyperurikämie

Liegt der Harnsäuregehalt über 70mg/l, wirkt sich dies nachteilig auf die Arterienwände aus. Man muss wissen, dass Personen mit einem Gichtleiden häufiger einen Herzinfarkt bekommen. Dieses Problem wird ab Seite 173 genauer behandelt.

Mangel an Antioxidanzien

Wie bereits dargelegt wurde, sind die freien Radikale maßgeblich an der Entstehung von Herz-Kreislauf-Erkrankungen und von Diabetes beteiligt. Sie bewirken indirekt eine Zerstörung der Zellen, was den Organismus vorzeitig altern lässt.

Deshalb ist es wichtig, dass über die Nahrung genügend Antioxidanzien zugeführt werden (Vitamin A, C, E, Selen, Zink, Kupfer, Polyphenole). Da die Wirksamkeit von entsprechenden Zusatzpräparaten bisher noch nicht nachgewiesen wurde, sollte man darauf achten, dass der Bedarf über die tägliche Nahrung gedeckt wird.

Ungesunder Lebensstil

Neben organischen Ursachen können auch bestimmte äußere Faktoren die Entstehung von Herz-Kreislauf-Erkrankungen direkt oder indirekt begünstigen.

Rauchen

Die Folgen des Tabakkonsums für das Herz-Kreislauf-System sind genau bekannt. Sie werden hauptsächlich durch die schädliche Wirkung des Nikotins verursacht:

- Anstieg des Blutdrucks;
- Erhöhung des LDL-Cholesterins (»schlechtes« Cholesterin);
- Senkung des HDL-Cholesterins (»gutes« Cholesterin);
- Gefäßverengung durch Atherome;
- erhöhte Zähflüssigkeit des Blutes, wodurch das Thromboserisiko zunimmt;
- geringere Sauerstoffaufnahme des Gewebes;

Außerdem verändert sich bei Rauchern die Geschmacks- und Geruchsempfindung, so dass sie dazu neigen, zu viele Fette (vor allem in gesättigter Form), die die Lebensmittel schmackhafter machen, und zu viel Salz zu verwenden. Durch diese Ernährungsweise wird die Entstehung von Herz-Kreislauf-Erkrankungen zusätzlich begünstigt. Schließlich »verbraucht« die Zigarette enorm viel Vitamin C, was den Mangel in diesem Bereich verstärkt.

Stress

Bei Stress muss man eine Unterscheidung vornehmen: Typ A betrifft sehr nervöse Menschen, die ständig in Bewegung sind, keine Zeit für eine Verschnaufpause haben und durch ihre allseitige Hyperaktivität chronisch überlastet sind. Typ B bezieht sich auf ängstliche Menschen, die ziemlich verschlossen sind und alles für sich behalten. Typ A ist stärker dem Herz-Kreislauf-Risiko ausgesetzt. Typ B wird eher an Magengeschwüren, Kolitis oder anderen psychosomatischen Leiden erkranken.

Sitzende Lebensweise

Ein Mangel an körperlicher Aktivität vergrößert das Herz-Kreislauf-Risiko. Man muss nicht unbedingt eine Ausdauersportart betreiben, der Alltag bietet genügend Bewegungsmöglichkeiten: spazieren gehen, Treppen steigen, anstatt den Aufzug zu benutzen usw.

Vorbeugung von Herz-Kreislauf-Erkrankungen durch die Ernährung

Dabei geht es um die richtige Auswahl von Makro- und Mikronährstoffen gemäß ihrer Stoffwechselwirkung auf das Herz-Kreislauf-System.

Auswahl der Fette

Man kann durchaus wohlschmeckendes Essen zubereiten, ohne Fette zu verwenden:
- Fleisch kann entweder gegrillt oder in einer antihaftbeschichteten Pfanne gebraten werden.
- Fisch lässt sich in Fischsud pochieren, dämpfen oder in Folie garen.
- Gemüse wird am besten gedämpft. Auf diese Weise zubereitet, bleiben die meisten Mikronährstoffe erhalten.

Werden jedoch Fette verwendet, ist unbedingt auf folgende Klassifizierung zu achten:

zu meiden	**mit Einschränkung**	**in Maßen**	**zu bevorzugen**
Margarine	fettes Fleisch	mageres Fleisch	fetter Fisch (Lachs, Markrelen, Sardinen, Thunfisch)
Talg	Wurst	magere Wurst	Rapsöl
Speck	Innereien	Eier	Naturjoghurt
Schweineschmalz	Geflügelhaut	Geflügel	Sonnenblumenöl
Palmöl	Gebäck	Halbfett-Milchprodukte	Weizenkeimöl
Palmkernöl	Kekse	Käse	Maiskeimöl
Kokosöl	Kuchen	Foie gras	Olivenöl
Crème fraîche	Butter (10 g pro Tag)	Gänsefett	
erhitzte Butter		Entenfett	
Paraffinöl		Walnüsse	
Vollmilchprodukte		dunkle Schokolade (> 70 % Kakaoanteil)	
Ölfrüchte			

Beim Erhitzen von Fetten sind

zu meiden	**zu bevorzugen**
Butter	Olivenöl
Schweineschmalz	Gänsefett
Margarine	

Auswahl der Proteine

Die Unterscheidung der Proteine nach ihrer Wirkung auf das Herz-Kreislauf-System ist immer noch ein kaum erforschtes Gebiet. Man weiß jedoch, dass die in Fisch enthaltenen Proteine denen von Fleisch und Wurst vorzuziehen sind.

Außerdem sollten pflanzliche Proteine den tierischen Proteinen vorgezogen werden. Deshalb empfiehlt sich der Verzehr von Sojaprodukten, Hülsenfrüchten (Linsen, Trockenbohnen, Erbsen usw.) und Vollkornerzeugnissen.

Einige in Milch enthaltene Proteine können einen Risikofaktor darstellen. Bei vergorenen Milchprodukten ist dies jedoch nicht mehr der Fall. Einige Joghurtbakterien (auch bei Vollmilchprodukten) bewirken eine Senkung des Cholesterins, und es wurde nachgewiesen (»Monica«-Studie), dass zwischen der Menge des Käseverzehrs und der Häufigkeit von Herz-Kreislauf-Erkrankungen kein Zusammenhang besteht.

Auswahl der Kohlenhydrate

Wie bereits dargelegt wurde, sind Lebensmittel mit einem niedrigen glykämischen Index zu bevorzugen: Vollkornmüsli ohne Zucker, Vollkorn- oder Schrotbrot, Vollkorn- oder Wildreis, Vollkornnudeln oder Nudeln aus Vollkornschrot, Linsen, Trockenbohnen, frisches Obst, Ölfrüchte, frisches Gemüse …

Diese Produkte liefern zusätzlich pflanzliche Proteine, Ballaststoffe und eine große Anzahl von Mikronährstoffen. Außerdem kommt es nur zu einem geringen Anstieg des Blutzuckerspiegels, so dass dem Hyperinsulinismus entgegengewirkt wird.

Auf eine ballaststoffreiche Ernährung achten

Diese Forderung wird bereits durch den bevorzugten Verzehr von Kohlenhydraten mit einem niedrigen glykämischen Index erfüllt.

Obst, das viel Pektin (löslicher Ballaststoff) enthält, wirkt sich besonders positiv aus. Verschiedene Studien haben gezeigt, dass durch den Verzehr von drei Äpfeln pro Tag:

- der Blutzuckerspiegel sinkt, wenn er zuvor etwas erhöht war;
- der Cholesterinspiegel um 5 % sinkt, wenn der Wert über 2,80 g/l lag;
- das schlechte Cholesterin (LDL) um 13 % zurückgeht;
- die Triglyceride um 5–10 % abnehmen.

Erhöht man diese Pektinzufuhr, lassen sich das Cholesterin und die Triglyceride um mehr als 20 % senken.

Lebensmittel mit einem hohen Gehalt an Antioxidanzien bevorzugen (siehe Seite 51)

Es folgt ein Vorschlag, wie die Mahlzeiten eines Tages zusammengestellt werden können, um eine ausreichende Zufuhr an Antioxidanzien zu erzielen:

Frühstück
Zitronensaft
2 Kiwis
Vollkorn- oder Schrotbrot mit Butter
Kakao aus Halbfettmilch

Mittagessen
Austern
Kalbsleber mit Brokkoli und Linsen
Joghurt mit Bierhefe
ein Glas Wein (0,1 l)

Nachmittagsimbiss
Haselnüsse, Mandeln
Aprikosen (auch getrocknet)
grüner Tee

Abendessen
geraspelte Karotten und Rotkohl (mit Kräutern und Olivenöl)
Lachs mit Vollkornreis
Kressesalat (mit Walnussöl)
Roquefort
ein Glas Wein (0,1 l)

Weitere Nährstoffe, auf die geachtet werden muss

Kalium

Eine ausreichende Kaliumzufuhr schützt vor Bluthochdruck und Gefäßstörungen im Bereich des Gehirns.

Kalium findet sich vor allem in:
- Bierhefe
- Trockenaprikosen
- Linsen
- weißen Bohnen
- Trockenerbsen
- Trockenpflaumen, Datteln
- Mandeln, Haselnüssen, Walnüssen
- Pilzen
- dunkler Schokolade (> 70 % Kakaoanteil)

Magnesium

Durch eine magnesiumarme Ernährung kann es zu Hypertriglyceridämie, einem Anstieg des »schlechten« Cholesterins (LDL) und einer Senkung des »guten« Cholesterins (HDL) kommen. Man weiß seit langem, dass die Mortalität aufgrund von Koronarerkrankungen in Gegenden, in denen das Leitungswasser wenig Magnesium enthält, höher ist.

Magnesium wurde auch bei der Sofortbehandlung von Herzinfarkten erfolgreich eingesetzt. Außerdem schützt dieser Mineralstoff vor Bluthochdruck, was möglicherweise auf seine regulierende Wirkung auf das Nervensystem und seinen positiven Einfluss auf Stress zurückzuführen ist.

Magnesium findet sich vor allem in:
- allen grünen Pflanzenteilen
- Weizenkleie
- Kakaopulver
- Weizenkeimen
- Sojabohnen
- Mandeln

- Bierhefe
- weißen Bohnen
- Schrotbrot
- Linsen

Kalzium

Kalzium wirkt wahrscheinlich Bluthochdruck entgegen.

Natrium

Bei Bluthochdruck hat man lange Zeit eine salzarme Diät verordnet. Heute weiß man jedoch, dass diese Maßnahme nicht bei allen Menschen ihre Wirkung entfaltet, da viele jüngere Erwachsene auf salzlose Kost keine Reaktion zeigen.

Eine sehr salzarme Ernährung (unter 1 g pro Tag) begünstigt paradoxerweise einen Anstieg des Cholesterins, so dass ein erhöhtes Herz-Kreislauf-Risiko besteht.

Eisen

Eisen, das sehr viel Sauerstoff bindet, steht im Verdacht, die Tätigkeit der freien Radikale zu unterstützen, weshalb man nicht blindlings Eisenpräparate zu sich nehmen sollte.

Vitamin B 9 (oder Folsäure)

Zahlreiche Untersuchungen haben gezeigt, dass ein Mangel an Vitamin B 9 Gefäßstörungen im Gehirn begünstigt, die leider ziemlich häufig bei älteren Menschen auftreten und in vielen Fällen Lähmungen zur Folge haben.

Getränke

Der Genuss von Wein ist zu empfehlen

Übermäßiger Alkoholkonsum ruft unbestritten Gefäßschädigungen hervor und lässt die Triglyceride und den Blutdruck ansteigen.

Sämtliche positiven Eigenschaften des Weins, die nachfolgend beschrieben werden, gelten nur bei mäßigem Genuss (20–30 g Alkohol pro Tag, dies entspricht 2 bis zu 3 Gläsern à 0,1 l), der täglich erfolgen sollte. Wird nur gelegentlich Wein getrunken, zum Beispiel an Wochenenden, sieht die Situation ganz anders aus.

Bei regelmäßigem Weingenuss kommt es zu :

- einem Anstieg des »guten« Cholesterins (HDL);
- einer geringeren Aggregation der Blutplättchen, was die Fließfähigkeit des Blutes verbessert, so dass weniger Gerinnsel entstehen;
- einer Stärkung der Gefäßwände;
- einer oxidationshemmenden Wirkung durch die Polyphenole;
- einer Verbesserung der Insulinresistenz.

Vor kurzem hat man in Wein sogar geringe Mengen Salicylsäure gefunden, die seit langem in Form der Acetylsalicylsäure (Aspirin) zur Vorbeugung von Herz-Kreislauf-Erkrankungen eingesetzt wird.

Diese Schutzfunktion für die Gefäße ist bei Bier so gut wie nicht vorhanden. Hochprozentiger, d. h. gebrannter Alkohol, der synthetisch hergestellt wird, erhöht das Risiko für die Gefäße.

Kaffee

Lange Zeit ist man davon ausgegangen, dass Kaffee Herz-Kreislauf-Erkrankungen begünstigt. In Wirklichkeit waren die Statistiken dadurch verfälscht, dass die größten Kaffeekonsumenten gleichzeitig Raucher waren.

Wenn man alle anderen Parameter, vor allem das Rauchen, unbeachtet lässt, zeigt sich, dass Kaffee keine schädliche Wirkung besitzt, außer er wird gekocht. Die Gewohnheit, den Kaffee zu kochen, die immer noch zu finden ist, hat eine Erhöhung des LDL-Cholesterins um 5–10 % zur Folge.

Bei einigen Personen, die empfindlich auf Koffein reagieren, kann Kaffee eine Verschlimmerung des Hyperinsulinismus hervorrufen, vor allem bei Fettleibigen und Diabetikern (Typ 2). Aus diesem Grund empfehlen wir entcoffeinierten Kaffee.

Tee

Kurz aufgebrühter grüner Tee enthält wenig Tein (identisch mit dem Koffein) und viel Polyphenole. Deshalb spielt er bei der Vorbeugung von Herz-Kreislauf-Erkrankungen eine wichtige Rolle. Man sollte ihn jedoch weder im Übermaß zu sich nehmen noch ihn zu lange ziehen lassen, da ein zu hoher Tanningehalt die Eisenabsorption im Verdauungstrakt beeinträchtigen würde.

Schwarzer Tee, der in Frankreich am häufigsten getrunken wird, scheint keine besonderen Eigenschaften zu besitzen.

Schokolade

Kakaobutter enthält Fettsäuren, die den Cholesterinspiegel positiv beeinflussen. Außerdem ist dunkle Schokolade sehr ballaststoffreich (14 g/100 g bei einer Schokolade mit einem Kakaoanteil von 84 %).

Hochwertiger Kakao kann zum Nachmittagsimbiss oder zum Frühstück getrunken werden. Kakao mit Milch (gesättigte Fettsäuren) und viel Zucker (Gefahr von Hyperinsulinismus) ist dagegen zu meiden.

Milch

Bei Herz-Kreislauf-Problemen ist von Vollmilch abzuraten. Magermilch ist aufgrund ihres hohen Kalziumgehaltes generell zu empfehlen, obwohl (wie bereits dargelegt wurde) viele ältere Menschen Schwierigkeiten bei der Verdauung haben. In diesen Fällen lässt sie sich durch mit Kalzium angereichertem Sojasaft ersetzen.

Gezuckerte Getränke

Gezuckerte Getränke sollte man meiden, da sie Hyperinsulinismus hervorrufen können. Besser ist frisch gepresster Fruchtsaft (vor allem Zitronensaft, da er eine alkalisierende Wirkung besitzt, was den Organismus weniger stressanfällig macht).

Die positiven Eigenschaften der Gewürze

Basilikum

Basilikum ist reich an Kalium, Kalzium, Magnesium und Vitamin C. Es beugt somit Herz-Kreislauf-Erkrankungen vor und sorgt für eine Senkung des Blutdruckes.

Knoblauch

Die positiven Eigenschaften von Knoblauch in Bezug auf das Herz-Kreislauf-System sind genau bekannt: Er hemmt die Aggregation der Blutplättchen, was die Fließfähigkeit des Blutes verbessert, so dass die Bildung von Gerinnseln verhindert wird. Außerdem bewirkt er eine Senkung des Blutzuckerspiegels, der Triglyceride, des Gesamtcholesterins und des LDL-Cholesterins, ohne das HDL-Cholesterin zu verringern.

Bei einer Untersuchung, die an 432 an Herzschwäche leidenden Personen durchgeführt wurde, hat sich herausgestellt, dass bei der Hälfte der Betroffenen, die über einen Zeitraum von drei Jahren täglich Knoblauchsaft zu sich genommen hatten, eine zweimal niedrigere Mortalitätsrate auftrat als bei der Kontrollgruppe.

Die mediterrane Ernährungsweise

Im Mittelmeerraum ist Kreta die Region mit den wenigsten Herz-Kreislauf-Erkrankungen. Wie ernährt sich die dortige Bevölkerung? Ihr Speiseplan ist reich an einfach ungesättigten

Fettsäuren (Olivenöl), Fisch, Brot aus grob gesiebtem Mehl, Hülsenfrüchten, Zwiebeln, Knoblauch, Basilikum und anderen Kräutern. Dazu wird Wein gereicht. Große Mengen von rohem Obst und Gemüse werden zu genau festgelegten Mahlzeiten verzehrt, ohne dass zwischendurch etwas geknabbert wird.

Diese Ernährung weist somit einen hohen Gehalt an Antioxidanzien, essentiellen Fettsäuren, Ölsäure und Ballaststoffen auf. Statistisch gesehen ist der reichliche Verzehr von Obst, rohem Gemüse, Olivenöl und Wein der ausschlaggebende Faktor für die vorbeugende Wirkung der »mediterranen Ernährungsweise« im Hinblick auf Herz-Kreislauf-Erkrankungen.

Es gibt zwei Arten der Vorbeugung:

- die primäre Vorbeugung, die durch die richtige Ernährung das Entstehen von Krankheiten hinausschieben soll;
- die sekundäre Vorbeugung, die durch die entsprechende Ernährungsweise Rückfälle bei bereits erfolgten Störungen verhindern soll.

Professor Renaud, der seinen Patienten die mediterrane Ernährungsweise verordnet hatte, stellte bei Personen unter siebzig Jahren, die bereits einen Herzinfarkt erlitten hatten, eine Verringerung der Rückfallquote um 75 % fest. In dieser Gruppe gab es jährlich nur 1 % Todesfälle durch Herzinfarkt und 1 % Todesfälle durch Gefäßstörungen im Gehirn, gegenüber 5,5 % und 6 % bei der Kontrollgruppe.

Die empfohlene mediterrane Ernährungsweise umfasst somit:

- wenig Fleisch, zum größten Teil durch Geflügel ersetzt,
- Fisch, zwei- bis dreimal in der Woche,
- Brot (meistens Vollkorn),
- Nudeln, Reis (vorzugsweise Vollkorn),
- Hülsenfrüchte: Linsen, Kichererbsen, weiße Bohnen usw.,
- Rohkost: Karotten, Kohl, Zwiebeln, Tomaten, Salat usw.,
- frisches Gemüse: Paprika, Zucchini, grüne Bohnen, Brokkoli,

- Gewürze: Knoblauch, Basilikum, Petersilie, Zwiebeln,
- Olivenöl, aber auch Raps- und Walnussöl,
- sehr wenig Butter, keine Sahne und Margarine,
- Käse, mindestens einmal täglich,
- Obst, mindestens einmal täglich,
- zwei bis drei Gläser (0,1 l) Wein pro Tag.

Vorbeugung von Herz-Kreislauf-Erkrankungen

sehr zu empfehlende Lebensmittel	zu empfehlende Lebensmittel	neutrale Lebensmittel	gefährliche Lebensmittel	sehr gefährliche Lebensmittel
Olivenöl	Sonnenblumenöl	Geflügel (ohne Haut)	Fleisch	fettes Fleisch
Fisch	Rapsöl	Kaninchen	Wurst	fette Wurst
Walnussöl	rohe Karotten	Wild	Innereien	Butter
Gänse- und Entenfett	schwarzer Rettich	Eier	Halbfett-Milchprodukte	Crème fraîche
Wein	Rohkost	Krustentiere	Ziegenkäse	Vollmilch
Foie gras	frisches Gemüse	Schalentiere	leichte Crème fraîche	Speck
Knoblauch	Hülsenfrüchte (Linsen, Trockenbohnen, Erbsen, Kichererbsen)	Vollkorngetreide	Kuchen	Schweineschmalz
Äpfel	Avocado	Klebreis	Gebäck	Margarine
dunkle Schokolade (> 70 % Kakaoanteil)	frisches Obst	Käse (z. B. Parmesan, alter Gouda)	Kekse	Palmöl
Weizenkeime	Austern	Magermilchprodukte	Spirituosen	Palmkernöl
	Joghurt	nicht klebriger weißer Reis	Zucker	Kokosöl
	Ölfrüchte (Walnüsse, Haselnüsse, Mandeln)	Pommes frites	Weißmehl	

Menüvorschläge für eine Woche zur Vorbeugung von Herz-Kreislauf-Erkrankungen

Montag

Frühstück	Nachmittagsimbiss
gepresster Zitronensaft	grüner Tee
Obst der Saison	Walnüsse
1 Joghurt	
Haferkleie	
Magermilch-Kakao	

Mittagessen	Abendessen
Rohkost (Salatsauce aus Olivenöl und Rapsöl oder Sonnenblumenöl u. Zitrone oder Essig und Knoblauch)	Gemüsesuppe
Thunfisch	Vollkornnudeln
Vollkornreis	1 Schuss Olivenöl
Käse	Salat
Schrotbrot	Joghurt
Wasser	Wasser
1 Glas Wein	1 Glas Wein
zusätzliche Wahlmöglichkeit: 1 Espresso und 1 Riegel dunkle Schokolade	

* Das Glas Wein (0,1 l) zur Mahlzeit ist ein Vorschlag – kein »Muss«. Bei Schokolade ist immer dunkle Schokolade mit mehr als 70 % Kakaoanteil gemeint.

Dienstag

Frühstück	Nachmittagsimbiss
gepresster Orangensaft	Obst der Saison
Obst der Saison	grüner Tee
Schrotbrot mit Fruchtkonfitüre ohne Zucker	
1 Joghurt	
Weizenkeime	
Kaffee	

Mittagessen	Abendessen
Tomatensalat	Zwiebelsuppe
Kaninchen mit Senf	Rühreier
Nudeln aus Vollkornschrot	Salat
Eischneeklößchen (in Magermilchcreme)	Käse
Wasser	Schrotbrot
1 Glas Wein	Wasser
zusätzliche Wahlmöglichkeit: 1 Espresso und 1 Riegel dunkle Schokolade	1 Glas Wein

Mittwoch

Frühstück	Nachmittagsimbiss
gepresster Grapefruitsaft	1 Magermilch-Kakao
Obst der Saison	
Haferflocken	
Magermilch und Bierhefe	

Mittagessen	Abendessen
Austern	Putenkeule
Krabben	weiße Bohnen mit etwas Olivenöl
Algensalat	Blattsalat
Schrotbrot	Joghurt, Walnüsse
Wasser	Wasser
1 Glas Wein	1 Glas Wein
zusätzliche Wahlmöglichkeit: 1 Espresso und 1 Riegel dunkle Schokolade	

Donnerstag

Frühstück	Nachmittagsimbiss
gepresster Zitronensaft	grüner Tee
Obst der Saison	Mandeln
Müsli ohne Zucker	Trockenaprikosen
Joghurt und Weizenkeime	
Kaffee oder Tee	

Mittagessen	Abendessen
geraspelte Karotten	Fischsuppe
roher Rotkohl	Tofu
Entrecôte	Linsensalat
Spinat	Käse
Joghurt	Schrotbrot
Wasser	Wasser
1 Glas Wein	1 Glas Wein
zusätzliche Wahlmöglichkeit: 1 Espresso und 1 Riegel Schokolade	

Freitag

Frühstück	Nachmittagsimbiss
gepresster Orangensaft	grüner Tee
Obst der Saison	Sojamilchprodukt
Schrotbrot mit Fruchtkonfitüre ohne Zucker	
Joghurt und Bierhefe	
Kaffee oder Tee	

Mittagessen	Abendessen
Lauchsalat	Erbsensuppe
Rotbarben provenzalischer Art	mit Champignons gefüllte Tomaten
Brokkoli	Quark/Frischkäse mit 0 % Fettgehalt und Fruchtkonfitüre ohne Zucker
Käse	
Schrotbrot	
Wasser	
1 Glas Wein	
zusätzliche Wahlmöglichkeit: 1 Espresso und 1 Riegel Schokolade	

Samstag

Frühstück	Nachmittagsimbiss
Grapefruitsaft	grüner Tee
Obst der Saison	Joghurt
Müsli ohne Zucker	
1 Joghurt und Weizenkeime	
Kaffee oder Tee	

Mittagessen	Abendessen
Palmherzen	Blumenkohlsalat
Merlanfilet in Folie gegart	Blutwurst
geschmorter Fenchel	Selleriepüree
Knoblauch	Trockenfeigen
Käse	Wasser
Schrotbrot	1 Glas Wein
Wasser	
1 Glas Wein	
zusätzliche Wahlmöglichkeit: 1 Espresso und 1 Riegel Schokolade	

Sonntag

Frühstück	Nachmittagsimbiss
gepresster Zitronensaft	grüner Tee
Obst der Saison	Apfel-Tarte
1 Joghurt	
Bierhefe	
Magermilch-Kakao	

Mittagessen	Abendessen
Foie gras und Toast aus Schrotbrot	Fischsuppe
Seezunge gegrillt	überbackene Champignons
Auberginenpüree	Joghurt
Käse	Wasser
Vanille- und Schokoladencreme	
Wasser	
2 Gläser Wein	
zusätzliche Wahlmöglichkeit: 1 Espresso	

Gut leben mit Diabetes

Es gibt zwei Arten von Diabetes, die sich deutlich voneinander unterscheiden.

Diabetes Typ 1: insulinabhängig

Bei diesem Diabetes-Typ muss dem Körper Insulin in Form von Spritzen zugeführt werden, da die Bauchspeicheldrüse dieses Hormon nicht mehr produziert. Es ist eine Autoimmunkrankheit, d. h. die Bauchspeicheldrüse beginnt eines Tages Antikörper freizusetzen, welche die Insulin absondernden Zellen zerstören.

Ältere Menschen, die davon betroffen sind, wissen schon lange über ihre Erkrankung Bescheid, da sie im Allgemeinen bereits in jungen Jahren in Erscheinung tritt. Im Laufe der Zeit, vor allem bei schlecht eingestelltem Diabetes, können zahlreiche Komplikationen auftreten, die zum Teil die Lebensdauer beeinträchtigen:

- Schädigungen der kleinen und großen Gefäße (Atherom), was zu Blindheit, Angina pectoris, Herzinfarkt, Impotenz, Mikroangiopathien und Bluthochdruck führen kann;
- Nervenschädigungen (Polyneuritis, Erektionsstörungen usw.);
- Hypoglykämie mit möglichem Koma.

Diabetes Typ 2 oder »Fettdiabetes«

Dieser Diabetes-Typ tritt am häufigsten auf, 15 bis 20 % der über Sechzigjährigen sind davon betroffen. Die Erkrankung wird meistens zufällig bei einer Untersuchung entdeckt, die aufgrund einer Harn-, Lungen- oder Hautinfektion durchgeführt wurde.

Zu Beginn lässt sich dieser Diabetes ausgleichen durch:

- eine Gewichtsabnahme, wenn Übergewicht vorliegt (was häufig der Fall ist);
- eine entsprechende Ernährung;
- eine geeignete medikamentöse Behandlung.

Dieser Diabetes ist hauptsächlich durch Hyperinsulinismus und Insulinresistenz charakterisiert, d. h. trotz einer Insulinabsonderung bleibt der Blutzuckerspiegel lange erhöht, da das Insulin von den Zellen nicht richtig erkannt wird.

Als Ursache für die Insulinresistenz, auf die der Diabetes zurückzuführen ist, kommen in Frage:

- eine erbliche Veranlagung in über 80 % der Fälle;
- ein übermäßiger Verzehr von Kohlenhydraten mit einem hohen glykämischen Index. Nach mehreren Jahren kommt es zu Hyperinsulinismus, der Insulinresistenz entstehen lässt und später sogar vererbt werden kann (erworbene Eigenschaften können zu genetischen werden);
- Hormonstörungen;
- eine sitzende Lebensweise.

Ernährung für Diabetiker

Diabetes Typ 2

Folgende Ernährungsregeln sind zu beachten:

- genau zusammengestellte Mahlzeiten (drei bis vier pro Tag) zu sich nehmen, ohne eine auszulassen;
- Kohlenhydrate mit einem niedrigen glykämischen Index bevorzugen, um Hyperglykämie und Hyperinsulinismus entgegenzuwirken;
- gute Fette auswählen: Olivenöl verwenden und den Verzehr von gesättigten Fettsäuren auf ein Minimum beschränken;
- die Zufuhr pflanzlicher Proteine erhöhen (Soja usw.);

- Lebensmittel mit hohem Gehalt an Antioxidanzien bevorzugen;
- Bierhefe aufgrund ihres Vitamin B1- und Chromgehaltes verzehren;
- magnesiumreiche Lebensmittel bevorzugen;
- auf eine ausreichende Flüssigkeitszufuhr achten, dabei zuckerhaltige alkoholische Getränke meiden (Bier, Kir, Portwein, Muskatwein, Gin-Tonic usw.).

Die Ernährung spielt zwar eine entscheidende Rolle, doch dem Lebensstil kommt auch eine gewisse Bedeutung zu. Es empfiehlt sich deshalb, auf das Rauchen zu verzichten und Stress sowie eine überwiegend sitzende Lebensweise zu vermeiden.

Diabetes Typ 1

Bei diesem Diabetes stellt sich das Problem der Ernährung praktisch nicht mehr, da der Betroffene seit langem dementsprechend geschult wurde.

Es gelten insgesamt die gleichen Empfehlungen wie beim Diabetes Typ 2, von einigen Ausnahmen abgesehen:
- stets nach der Insulininjektion Nahrung zu sich nehmen (15–20 Minuten);
- die Nahrungszufuhr auf vier Mahlzeiten verteilen;
- immer zur gleichen Zeit essen;
- bei jeder Mahlzeit ein Minimum an Kohlenhydraten zu sich nehmen (eine Mahlzeit ohne Kohlenhydrate würde bedeuten, eine Mahlzeit auszulassen).

Zu bevorzugende Lebensmittel	
frisches Gemüse	Haferflocken
Rohkost, Salat (Kresse)	Bierhefe, Weizenkeime
Pilze	Müsli ohne Zucker
Ölfrüchte: Walnüsse, Haselnüsse, Mandeln	grüne Erbsen

Sojaprodukte	Fisch
frisches Obst mit Schale	Krustentiere, Schalentiere
frisch gepresster Fruchtsaft	Geflügel (ohne Haut)
dunkle Schokolade (> 70 % Kakaoanteil)	Kaninchen
Fruchtkonfitüre ohne Zucker	Eier
Hülsenfrüchte: weiße Bohnen, Linsen, Trockenerbsen	Olivenöl
Milchprodukte mit 0 % Fettgehalt	Wein (zwei Gläser à 0,1 l pro Tag)
Vollkornprodukte: Nudeln, Reis, Brot, Grieß	

»Rheumatische« Beschwerden lindern

Hinter dem landläufigen Begriff »Rheumatismus« verbergen sich in Wirklichkeit mehrere Erkrankungen, von denen vor allem Personen über sechzig Jahren betroffen sind:
- Osteoporose;
- Osteomalazie;
- Gelenkrheumatismus;
- Arthrose;
- Gicht.

Osteoporose

Osteoporose wird durch eine (häufig im Alter) ausgeprägte Abnahme der Knochensubstanz charakterisiert. Die Belastungsfähigkeit der Knochen ist beeinträchtigt, sogar bei geringfügigen Aktivitäten (Gehen). Es können Schmerzen auftreten, vor allem besteht jedoch eine starke Neigung zu Knochenbrüchen.

Die Knochen sind ständig Auf- und Abbauprozessen unterworfen, um eine optimale Festigkeit zu gewährleisten. Entsteht dabei ein Ungleichgewicht, verringert sich das Knochengewebe und die Knochen werden zerbrechlich.

Man muss wissen, dass die Bildung der Knochenmasse in der Kindheit beginnt und mit fünfzehn Jahren bei Mädchen und mit siebzehn Jahren bei Jungen aufhört. Deshalb ist die Kalziumzufuhr in der Kindheit und in der Jugend von so großer Bedeutung, was auch für Schwangere und während der Stillzeit gilt. Vom zwanzigsten bis zum dreißigsten Lebensjahr vollzieht sich lediglich eine Festigung der Knochensubstanz.

Ab dem vierzigsten Lebensjahr kehrt sich der Prozess um und die Knochenmasse beginnt sich alterungsbedingt zu verringern. Doch in welcher Geschwindigkeit dieser Abbau vor sich geht, hängt vom Geschlecht und von der Art der Knochen ab. Bei Männern ist zwischen dem dreißigsten und achtzigsten Lebensjahr ein gleichmäßiger Rückgang der inneren schwammartigen Knochenmasse um etwa 27 % zu verzeichnen, wohingegen bei Frauen nach der Menopause (ohne Hormonbehandlung) eine plötzliche Beschleunigung des Knochenschwunds einsetzt: Mit achtzig Jahren haben Frauen durchschnittlich 40 % ihrer schwammartigen Knochenmasse eingebüßt.

Zwei Arten von Osteoporose

Osteoporose Typ 1

Diese Osteoporose betrifft Frauen nach der Menopause und tritt nach Beginn des Abbauprozesses in den darauf folgenden zehn Jahren in Erscheinung, wenn keine Hormonbehandlung erfolgt ist. Östrogenmangel ist dafür verantwortlich, wodurch die innere Knochensubstanz in Mitleidenschaft gezogen wird.

Die Krankheit äußert sich durch Schmerzen an der Wirbelsäule und durch einen Schwund der Wirbelkörper, was eine Verringerung der Körpergröße um einige Zentimeter zur Folge hat. Dies erklärt, warum manche Frauen nach dem sechzigsten Lebensjahr krumm werden. Außerdem besteht ständig das Risiko, sich bei einem Sturz einen Knochenbruch zuzuziehen.

Osteoporose Typ 2

An dieser Erkrankung leiden beide Geschlechter, aber Frauen sind zweimal häufiger davon betroffen. Sie beginnt erst um das siebzigste Lebensjahr und tritt durch Brüche des Oberschenkelhalses in Erscheinung.

Diese Osteoporose ist auf zwei Faktoren zurückzuführen:

- nachlassende Aktivität der Zellen, die für die Knochenbildung sorgen;

- Anstieg des Parathormons (Hormon der Nebenschilddrüsen), was durch Vitamin-D-Mangel ausgelöst wird (unzureichende Sonnenbestrahlung).

Untersuchung durchführen lassen

Eine einfache Blutentnahme zur Bestimmung des Kalziumgehaltes ermöglicht keine Einschätzung der Osteoporose. Heutzutage wird per Ultraschall die Knochendichte gemessen. Neben der Knochendichte wird auch das spätere Knochenbruchrisiko bestimmt. Außerdem lässt sich der prozentuale Anteil der Wasser-, Muskel- und Fettmasse feststellen.

Ist diese Untersuchung während der Menopause nicht erfolgt, kann sie später durchgeführt werden, wenn die Osteoporose allmählich zu einem ernsthaften Risikofaktor wird, d. h. wenn man auf die Siebzig zugeht.

Faktoren der Osteoporose

Genetischer Faktor

Der genetische Faktor scheint sehr stark zu sein, was jedoch nicht heißen soll, dass man auf erworbene Eigenschaften keinen Einfluss nehmen kann.

Unzureichende Kalziumzufuhr

Umfragen bezüglich der Ernährungsgewohnheiten von Kindern und Jugendlichen geben Anlass zur Sorge, da die durchschnittliche Kalziumzufuhr viel zu niedrig ist.

Selbst ältere Menschen nehmen selten die erwünschte Tagesdosis von 1500 mg Kalzium zu sich, wie sich bei verschiedenen Untersuchungen herausgestellt hat. Dies ist umso bedenklicher, da viele von ihnen ihre Kindheit oder Jugend während des Zweiten Weltkrieges verbracht haben, als bekanntlich Nahrungsmangel herrschte.

Vitamin-D-Mangel

Wie bereits dargelegt wurde, ist Vitamin D für die Kalziumabsorption unbedingt notwendig. Es wird nicht nur über die Nahrung zugeführt, sondern zum größten Teil durch Sonnenbestrahlung in der Haut hergestellt.

Eine 1992 durchgeführte Untersuchung hat gezeigt, dass mehr als 70 % der älteren Menschen, die in Alters- oder Pflegeheimen leben, einen Mangel an Vitamin D aufweisen. Dies liegt nicht nur an einer zu geringen Zufuhr über die Nahrung, sondern vor allem an einer unzureichenden Produktion über die Haut, da sich selbst vitale Bewohner nur sehr selten der Sonne aussetzten.

Doch gerade dieser durch mangelnde Sonnenbestrahlung entstandene Mangel trägt am meisten zu Frakturen der Röhrenknochen, insbesondere des Oberschenkelhalses, bei.

Keine hormonelle Empfängnisverhütung

Die Antibabypille enthält Östrogene und Progesteron. Östrogene wirken sich günstig auf die Knochen aus und verringern den Kalziumverlust, der theoretisch ab dem dreißigsten Lebensjahr beginnt. Es hat sich herausgestellt, dass bei Fünfunddreißigjährigen, die die Pille nehmen, die Knochendichte im Vergleich zu den Frauen, die nicht auf diese Art verhüten, pro Jahr um 1 % höher liegt. Unsere Großeltern haben die Antibabypille jedoch noch nicht gekannt.

Viele Hochleistungssportlerinnen haben keine Menstruation und nehmen in der Regel keine oralen Empfängnisverhütungsmittel ein. Trotz der intensiven körperlichen Betätigung setzt die Osteoporose sehr früh ein und lässt die Knochen auf besorgniserregende Weise zerbrechlich werden. Nach dem sechzigsten Lebensjahr bilden diese Frauen somit eine Risikogruppe.

Menopause ohne Hormonbehandlung

Heute ist genau bewiesen, dass eine Hormonbehandlung in der Menopause, die zudem erwünscht ist, um dem Alterungsprozess entgegenzuwirken und Herz-Kreislauf-Erkrankungen vorzubeugen, den Verlauf der Osteoporose beträchtlich verlangsamen kann. Deshalb sollte man besonders wachsam sein, wenn die Menopause vorzeitig, z. B. durch eine Operation (Entfernung der Gebärmutter) oder auch ohne ersichtlichen Grund einsetzt.

Sitzende Lebensweise
Regelmäßige körperliche Bewegung schützt vor Osteoporose. Eine Untersuchung, die an Crossläufern mit einem Durchschnittsalter von fünfundfünfzig Jahren durchgeführt wurde, hat im Vergleich zu gleichaltrigen Personen, die eine sitzende Lebensweise bevorzugen, eine Erhöhung der Knochenmasse um 20 % bei den Röhrenknochen und um 10 % bei den Wirbelknochen ergeben.

Dabei scheint es eher auf die Häufigkeit der körperlichen Aktivität als auf die Intensität der erfolgten Anstrengung anzukommen.

Bei Personen über sechzig Jahren verläuft Osteoporose erheblich schneller, wenn eine sitzende Lebensweise, fehlende Spaziergänge oder mangelnde Bewegung aufgrund eines körperlichen Gebrechens oder eines Knochenbruches vorliegen.

Schlanker Körperwuchs
Sehr schlanke Frauen sind während der Menopause stärker von Osteoporose bedroht.

Bei Frauen mit einem gewissen Übergewicht können die Androgene der Nebennieren teilweise in Östrogene umgewandelt werden, was einen Schutzfaktor darstellt.

Rauchen
Bei den Frauen, die gelegentlich zur Zigarette greifen, setzt die Menopause im Durchschnitt acht Monate früher ein, und bei täglichem Tabakkonsum beginnt sie sogar eineinhalb Jahre vor dem eigentlichen Zeitpunkt.

Wird nach der Menopause das Rauchen beibehalten, hebt sich die Schutzfunktion der Hormonpräparate in Bezug auf die Knochen auf. Deshalb besteht hinsichtlich der Osteoporose keine vorbeugende Wirkung. Außerdem hat der Tabakkonsum eine Verengung der Gefäße und eine Verringerung des Zellaustausches zur Folge, was den Alterungsprozess, insbesondere der Haut, beschleunigt.

Medikamenteneinnahme
Die langfristige Einnahme von Cortison, das zum Beispiel gegen Asthma oder Gelenkrheumatismus eingesetzt wird, begünstigt die Entstehung von Osteoporose.

Unausgewogene Ernährung
Neben kalorienreduzierten Diäten tragen Kalzium- und Vitamin-D-Mangel, übermäßiger Alkohol- oder Kaffeekonsum (mehr als fünf Tassen täglich) zu der Entstehung von Osteoporose bei.

Ernährung bei Osteoporose

Nach den vorbeugenden Maßnahmen im Ernährungs- und Hormonbereich (Hormonpräparate nach der Menopause) geht es um die Behandlung bereits bestehender Osteoporose.

Die herkömmlichen Heilbehandlungen in kombinierter oder abwechselnder Form umfassen:
- Kalzium;
- Vitamin D 3;
- Phosphor;
- Fluor;
- Kalzitonin;
- Diphosphonate.

Auf eine ausreichende Kalziumzufuhr achten

Bei älteren Menschen sollte die Kalziumzufuhr 1500 mg pro

Tag betragen, vor allem bei Frauen, die von Osteoporose stärker bedroht sind als Männer.

Kalziumreiche Lebensmittel in mg/100 g oder 100 ml			
Bierhefe	2000	Trockenfrüchte	200
Greyerzer	1200	Naturjoghurt	170
anderer Käse	800–1000	Quark/Frischkäse	125
Trockenpflaumen	800	Milch	110
Sardinen (mit Gräten)	400	Blumenkohl, Brokkoli	100
Kondensmilch	300	dunkle Schokolade	100
Eier	300	Muscheln, Austern	100
Milch-Kakao	220	Krabben	100
Petersilie, Kresse	200	Vollkornbrot	50

Leitungswasser kann eine gute Kalziumquelle sein, wenn es sehr kalkhaltig ist.

Bei Mineralwasser beträgt der Kalziumgehalt pro Liter z. B.:
- 600 mg für Vittel;
- 400 mg für Contrex.

1000 mg (d. h. 1 g) Kalzium finden sich in:
- 1,0 Liter Milch;
- 1,6 Liter Vittel;
- 2,5 Liter Contrex;
- 80 g Comté-Käse;
- 100 g Greyerzer;
- 150 g holländischem Käse;
- 65 g Quark/Frischkäse.

Um die Kalziumabsorption zu verbessern, sollte die Zufuhr über den Tag verteilt werden.

Auf Milch, deren Proteine vermutlich die Bildung von Atheromen begünstigen, kann bei Personen mit ausgeprägten Herz-

Kreislauf-Problemen verzichtet werden. Da zwischen der Häufigkeit von Koronarerkrankungen und dem Verzehr von Käse kein Zusammenhang besteht, ist es wahrscheinlich, dass die Veränderungen der Proteine während des Reifungsprozesses das Gefäßrisiko ausschalten.

Es ist auch bekannt, dass Laktose (Kohlenhydrat der Milch) im Allgemeinen schlecht vertragen wird (was auf einen Laktasemangel zurückzuführen ist) und zur Entstehung des grauen Stars beitragen kann. Deshalb sollte auf Milch, Quark/Frischkäse und Doppelrahmfrischkäse verzichtet und statt dessen auf Sauermilchprodukte (Joghurt) und lange gereiften Käse zurückgegriffen werden.

Ein Joghurt zum Frühstück, am Nachmittag und zum Abendessen sowie 50 g Comté-Käse zum Mittagessen liefern bereits eine Kalziummenge von etwas mehr als 1200 mg pro Tag.

Eine ausreichende Phosphorzufuhr gewährleisten

Phosphor findet sich, genau wie Kalzium, vor allem in Milchprodukten. Die erwünschte Tageszufuhr beträgt 1500 mg, denn es ist am besten, wenn zwischen Kalzium und Phosphor ein ausgewogenes Verhältnis besteht.

Phosphorreiche Lebensmittel in mg/100 g

Bierhefe	3 000	Eier	200
Käse	200–800	Vollkornbrot	180
Sojabohnen	600	Joghurt	120
Schokolade	280	weißer Reis	100
Fisch, Fleisch	150–250	Weißbrot	100
Kondensmilch	200	Brokkoli	80

Für eine ausreichende Vitamin-D-Zufuhr sorgen

Durch Sonnenbestrahlung wird in der Haut Vitamin D hergestellt. Eine ausreichende Produktion wird erreicht, wenn man seine Hände mindestens dreimal in der Woche zwischen

11 und 14 Uhr der Sonne aussetzt. Eine zusätzliche Vitamin-D-Zufuhr über die Nahrung ist auf jeden Fall sinnvoll.

Vitamin-D-haltige Lebensmittel

Lebertran	Geflügel
Thunfisch	Leber
Sardinen	Butter
Pilze	Käse
Schweinefleisch	Weizenkeime

Einige Nährstoffe beugen der Osteoporose vor

- Bei einem extremen Vitamin-C-Mangel entsteht Skorbut, der mit Osteoporose einhergeht.
- Ein Mangel an Vitamin B 6 begünstigt Osteoporose. Bekanntlich liegt bei 85 % der Personen über sechzig Jahren eine unzureichende Vitamin-B 6-Zufuhr vor.
- Fluor, das zur Knochenverdichtung beiträgt.

Einige im Übermaß zugeführte Nährstoffe begünstigen Osteoporose

- Vitamin A: Zusatzpräparate nicht blindlings einnehmen.
- Proteine: Die tägliche Proteinzufuhr sollte 1 g pro Kilo Körpergewicht betragen, aber nicht mehr, sonst würde der Kalziumbedarf aufgrund eines erhöhten Kalziumverlustes über die Harnwege ansteigen.
- Kaffee: mehr als fünf Tassen pro Tag, vor allem bei Frauen, deren tägliche Kalziumzufuhr unter 600 mg liegt. Außerdem beeinträchtigt die Mischung von Kaffee und Milch die Kalziumabsorption.
- Lebensmittel mit einem hohen Gehalt an Oxalaten, die das Kalzium in Form von unlöslichen Kalzium-Oxalaten binden: Spinat, Sauerampfer, Rüben, Rhabarber, rote Johannisbeeren.

- gebrannter Alkohol (Spirituosen).
- Phosphate (z. B. Cola-Getränke).

Auswahl der Lebensmittel

zu bevorzugen	in Maßen zuzuführen
Bierhefe	Spinat
Käse (insbesondere Comté u. Greyerzer)	Sauerampfer
Weizenkeime	Rüben
Thunfisch und Sardinen	Rhabarber
Schalentiere und Krabben	rote Johannisbeeren
Geflügel	Kaffee mit Milch
Eier	
Leber	
Kresse, Blumenkohl, Brokkoli	
Petersilie	
Pilze	
Trockenpflaumen	
Trockenfrüchte: Aprikosen, Feigen	
Mineralwasser	
Schokolade (> 70 % Kakaoanteil)	

Osteomalazie

Osteomalazie (Knochenerweichung) ist eine verkannte Krankheit, die eigentlich besser erforscht werden sollte, denn sie ist einfach zu behandeln, wodurch das Leben der Betroffenen erheblich verbessert werden kann.

Es handelt sich um eine Demineralisation der Knochen, die Fissuren entstehen lässt. Bei Kindern wird diese Krankheit als Rachitis bezeichnet.

Ursachen

Osteomalazie ist auf Vitamin-D-Mangel zurückzuführen und hat eine Störung im Kalk- und Phosphorhaushalt zur Folge.

Vitamin-D-Mangel kann mehrere Ursachen haben:

- unzureichende Sonnenbestrahlung;
- ungenügende Vitamin-D-Zufuhr über die Nahrung (keine Milchprodukte, keine Fette, keine Eier ...);
- gestörte Vitamin-D-Absorption;
- chronische Nierenschwäche.

Krankheitsanzeichen

Bei Osteomalazie gibt es mehrere Krankheitsanzeichen:

- Schmerzen im Beckenbereich, vor allem in der Leistenbeuge, die in die Vorderseite der Oberschenkel ausstrahlen. Die Schmerzen gehen mit einer Bewegungseinschränkung der Hüften einher: Der Betroffene bewegt sich langsam und in kleinen Schritten vorwärts. Er muss sich abstützen und glaubt zuweilen, dass es sich um eine Muskelschwäche handelt. Treten diese bei älteren Menschen offenbar als alltäglich angesehene Gehschwierigkeiten auf, sollte sofort Osteomalazie in Betracht gezogen werden.
- Mitunter treten Brustschmerzen auf, die durch einen Druck der Rippen ausgelöst werden.
- Ständige physische und psychische Schwäche, die gelegentlich mit einer Gewichtsabnahme einhergeht.

Ohne Behandlung macht dieses Leiden bewegungsunfähig. Mit ärztlicher Hilfe verschwinden die motorischen Störungen innerhalb von einigen Tagen und ein normales Gehen wird wieder möglich!

Feststellung der Krankheit

Eine Blutentnahme ist nicht sehr hilfreich, obwohl sich damit ein niedriger Phosphorgehalt ermitteln lässt. Auf Röntgenaufnahmen werden dagegen die charakteristischen Fissuren sichtbar, insbesondere im Bereich des Beckens. Im fortgeschrittenen Stadium kann sogar ein offener Bruch auftreten. Die Krankheitszeichen der Osteoporose, die normalerweise zusätzlich vorhanden sind, können ebenfalls festgestellt werden.

Man sollte auf jeden Fall versuchen, die Diagnose frühzeitig zu stellen, da Fissuren erst zu einem späten Zeitpunkt sichtbar werden.

Behandlung

Man behandelt die Osteomalazie mit Vitamin D in Form von Tropfen oder Ampullen. In weniger als einem Monat sind die Schmerzen verschwunden; bereits vorhandene Fissuren schließen sich innerhalb von zwei bis drei Monaten. Danach muss für eine ausreichende Vitamin-D-Zufuhr gesorgt werden, um einen Rückfall zu vermeiden.

Gelenkrheumatismus

Außer bei Gicht interessieren sich die Wissenschaftler leider kaum für die Wechselwirkung zwischen rheumatischen Erkrankungen und der Ernährung. Bei Gelenkrheumatismus hat es jedoch einige ernährungsbezogene Behandlungsversuche gegeben. Diese Krankheit beginnt um das vierzigste Lebensjahr, doch ein Fortschreiten ist bei Personen über sechzig Jahren zu beobachten.

Das Leiden verläuft in entzündlichen Schüben, die schmerzhaft sind und zu Versteifungen führen, so dass es im Laufe der Zeit zu einer starken Beeinträchtigung der Gelenke kommt.

Vor kurzem wurde mithilfe der Ernährung versucht, die entzündlichen Schübe zu lindern und längere Ruhephasen zu erzielen.

Fasten

Die Empfehlung besteht darin, während eines akuten schmerzhaften Krankheitsschubes unter strenger ärztlicher Überwachung sieben Tage zu fasten; der Betroffene nimmt nur Gemüsesuppe zu sich.

Verzicht auf bestimmte Lebensmittel

Zwanzig Lebensmittel, die zuvor vom Speiseplan gestrichen wurden, nehmen die Betroffenen alle zwei Tage wieder nach und nach zu sich, wobei auf etwaige Reaktionen (Schmerzen, Schwellungen und Versteifungen der Gelenke) geachtet wird. Die Lebensmittel, die einen Krankheitsschub auszulösen scheinen, werden endgültig weggelassen.

Folgende Lebensmittel werden getestet:

Mais, Weizen, Hafer, Roggen	Tomaten
Soja	Zucker
Erdnüsse	Butter
Schweinefleisch	Eier
Rindfleisch	Käse, Milch
Lammfleisch	Kaffee
Orange, Zitrone, Grapefruit	

Die Statistik zeigt, dass:

- für 37 % der Betroffenen ein bis fünf Lebensmittel nicht geeignet sind;
- für 37 % der Betroffenen sechs bis zehn Lebensmittel nicht geeignet sind;
- für 26 % der Patienten mehr als zehn Lebensmittel nicht geeignet sind.

Ernährung nach Dr. Seignalet

- Verzicht auf sämtliche Getreidearten, außer Reis;
- Verzicht auf Milch und sämtliche Milchprodukte;
- bevorzugter Verzehr von rohen Produkten, auch Fisch und Fleisch;

– Verzehr von kaltgepressten Ölen (erste Pressung), insbesondere Nachtkerzenöl.

130 Personen haben sich ein Jahr lang auf diese Art ernährt, was in 80 % der Fälle zu positiven Ergebnissen geführt hat.

Proteinzufuhr

Entzündliche Krankheitsschübe werden durch eine zu proteinreiche Ernährung begünstigt.

Fischöle

Fischöle sollen eine entzündungshemmende Wirkung besitzen, vorausgesetzt, sie werden in ausreichender Menge zugeführt (Eicosapentaensäure 54 mg/kg/Tag und Docosahexaensäure 36 mg/kg/Tag, was etwa 20 Kapseln pro Tag entspricht).

Diese Dosierungen wirken sich jedoch nachteilig auf die Blutgerinnungsfaktoren aus. Durch die verlängerte Blutungszeit werden ältere Menschen einem Hirnblutungsrisiko ausgesetzt.

Abschließend ist zu sagen, dass diese Untersuchungen einen interessanten Ansatz darstellen, doch die Ergebnisse sind noch zu lückenhaft, um endgültige Schlüsse daraus zu ziehen. Außerdem lassen sich die Empfehlungen schlecht einhalten, da die Auswahl der erlaubten Lebensmittel begrenzt ist.

Arthrose

Bei dieser Krankheit handelt es sich um eine Schädigung der Gelenkknorpel, wobei die Knochen der Extremitäten deformiert werden. Arthrose tritt selten vor dem fünfzigsten Lebensjahr auf, bei Personen über sechzig Jahren ist sie dagegen nicht ungewöhnlich. Vor allem Hände, Knie, Hüften und Wirbelsäule sind davon betroffen. Man denkt viel zu oft, dass dies normale Verschleißerscheinungen sind, obwohl man sehr wohl von einer Krankheit sprechen muss.

Ursachen

Die Ursachen stehen noch nicht fest, obwohl bestimmte mechanische Belastungen häufig eine entscheidende Rolle spielen dürften.

Es ist natürlich klar, dass durch Übergewicht der auf die Gelenke ausgeübte Druck verstärkt wird. Wer unter seinen zusätzlichen Pfunden leidet, sollte deshalb eine Gewichtsabnahme anstreben, damit die Gelenke entlastet und die bei der Bewegung entstehenden Schmerzen gelindert werden.

Heilmittel

Die wohltuende Wirkung von Antioxidanzien (Vitamin C und E, Beta-Carotin, Selen, Zink, Kupfer und Polyphenole) wurde oft erwähnt, aber noch nie nachgewiesen.

Da Silizium und Mangan an der Knorpelbildung beteiligt sind, scheint es sinnvoll, diese Stoffe in ausreichender Menge zuzuführen.

Lebensmittel mit einem hohen Siliziumgehalt	
frisches Gemüse	Vollkornreis
Tomaten (mit Schale)	Rettich
Vollkorn- oder Schrotbrot	Schachtelhalmtee

Lebensmittel mit einem hohen Mangangehalt	
Walnüsse	Weizenkeime
Tee	Spinat und anderes frisches Gemüse
Ingwer	Mandeln
Gewürznelken	frisches Obst
Getreide	

Kupfer, Selen und Fischöle können den entzündlichen Krankheitsschüben entgegenwirken.

■ Hyperurikämie (Harnsäureüberladung des Blutes)

Bei Gicht ist der Harnsäuregehalt im Blut erhöht (Hyperurikämie). Die Harnsäure lagert sich in den Gelenken (Großzehe, Knie, Hand) ab, wodurch ein entzündlicher Krankheitsschub ausgelöst wird.

Normalerweise

- produziert der Organismus 600 mg Harnsäure pro Tag (ein Teil wird vom Organismus hergestellt, der andere Teil rührt vom erneuerungsbedingten Abbau der Zellkerne her).
- werden täglich 200 mg Harnsäure über den Darm und 400 mg über die Harnwege ausgeschieden.

Bei Männern liegt der Harnsäuregehalt durchschnittlich bei 55 mg/l und verändert sich kaum mit dem Alter. Ab einem Wert von 70 mg/l spricht man von Hyperurikämie.

Bei Frauen beträgt der Normalwert 40 mg/l, nach der Menopause 45 mg/l. Ab 60 mg/l liegt Hyperurikämie vor, was nur auf 3 % der Frauen zutrifft.

Ursachen

Entweder besteht eine erhöhte Harnsäureproduktion, was zum Beispiel auf die zugeführte Nahrung zurückzuführen ist, oder es wird aufgrund einer Nierenschwäche zu wenig Harnsäure ausgeschieden. In 95 % der Fälle liegt eine erbliche Veranlagung vor. Ein Übermaß an Harnsäure kann ausgelöst werden durch:

Krankheiten
Fettleibigkeit;
Blutkrankheiten (Leukämie);
Mangel an Vitamin B 12;
Erkrankung der Nebenschilddrüsen;
Diabetes mit Ketoazidose;
Herzschwäche;

Nierenschwäche;
Schilddrüsenunterfunktion;
Milchazidose.

Medikamenteneinnahme
Diuretika;
Aspirin;
Mittel gegen Tuberkulose;
Chemotherapie bei Krebs.

Übermäßige körperliche Anstrengung
Vor allem bei Ausdauersportarten, bei denen Muskelzellen und rote Blutkörperchen zerstört werden (zum Beispiel Marathon).

Nahrungseinschränkung
Übermäßiges Fasten;
äußerst kalorienreduzierte Diäten (Very Low Calories Diet).

Mögliche Folgeschäden

- Am häufigsten entsteht Gicht.
- Harnsäuresteine machen sich bemerkbar entweder durch Harninfektionen oder durch Nierenkoliken, vor allem bei geringer Harnmenge (unzureichende Flüssigkeitszufuhr, ausgiebiges Schwitzen).
- Eine Nierenschwäche kann zu einer völligen Schädigung der Nieren führen, so dass der Einsatz einer »künstlichen Niere« notwendig wird.
- Herz-Kreislauf-Störungen (Herzrhythmusstörungen, koronare Risiken, Angina pectoris, Herzinfarkt, Bluthochdruck ...).

Behandlung

Neben einer angemessenen medikamentösen Behandlung lässt sich ein erhöhter Harnsäurespiegel durch die Ernährung regulieren.

- Zunächst sämtliches Übergewicht reduzieren, da dieses das Risiko um 20–30 % erhöht.
- Die Harnausscheidung erhöhen und dabei mithilfe von Messstreifen zur Ermittlung des PH-Wertes darauf achten, dass sich der Harn nicht im sauren Milieu befindet.
- Leicht mit Bikarbonat versetztes Wasser oder frisch gepressten Zitronensaft trinken. Milchprodukte besitzen ebenfalls eine alkalisierende Wirkung.
- Den Alkoholkonsum einschränken: auf Spirituosen, Weißwein, Portwein und Weine aus dem Burgund verzichten; die übrigen Weine in Maßen genießen (höchstens zwei Gläser à 0,1 l pro Tag).
- Die Proteinzufuhr auf 1 g pro Kilo Körpergewicht beschränken.

Lebensmittel mit einem hohen Gehalt an Harnsäure und Purinen (entstehen beim Abbau von Eiweiß, werden zum Aufbau von Zellkernen gebraucht) meiden:

Kalbsbries	Zunge
Sardellen	Wurst
Sardinen	Kutteln
Leber, Nieren	Kalbskopf
Hering	Gelatine
Fischrogen	Fleischbrühe
Schweinsfüße	

Harnsäure- und purinhaltige Lebensmittel, die in Maßen verzehrt werden können:

Forelle, Karpfen	Spinat, Sauerampfer
Wild	Spargel
junge Pute	Sauerkraut
Spanferkel	Pilze
Bündner Fleisch	Käse
Schalen- und Krustentiere	Schokolade, Kaffee, Tee
Linsen	

Verstopfung und Kolitis vermeiden

Verstopfung

Unter Verstopfung versteht man eine verzögerte Darmentleerung in Verbindung mit einer Dehydrierung des Stuhlgangs. Man erkennt diese Störung am Ausbleiben des Stuhlgangs (nur dreimal in der Woche oder noch weniger).

Bei einer normalen Darmtätigkeit kommt es in der Woche zwischen drei- und siebenmal zu einer Stuhlentleerung. Täglicher Stuhlgang ist zwar wünschenswert, aber nicht unbedingt notwendig. Viele regen sich grundlos auf, sobald der tägliche Rhythmus nicht eingehalten wird.

Die verschiedenen Arten der Verstopfung

Akute Verstopfung

Dabei kommt der Gedanke an Dickdarm- oder Mastdarmkrebs auf, insbesondere wenn sich Blut im Stuhl befindet. Es obliegt dem Arzt, die notwendige Untersuchung durchzuführen (oder durchführen zu lassen), um die entsprechende Diagnose zu stellen.

Es handelt sich um eine reine Zivilisationskrankheit, die auf die moderne Ernährungsweise zurückzuführen ist: zu viel gesättigte Fette und zu wenig Ballaststoffe. In Äquatorialafrika, wo die Ernährung aus viel Getreide und wenig Fleisch besteht, sind diese Krebsarten unbekannt. In Frankreich sterben daran 15 000 Menschen im Jahr. Dies bedeutet, dass eine plötzlich auftretende Verstopfung niemals vernachlässigt werden sollte.

Chronische Verstopfung

Eine beim Betroffenen seit jeher vorliegende verlangsamte Darmtätigkeit kann plötzlich verstärkt werden durch:

- eine sitzende Lebensweise (in manchen Fällen aufgrund einer Bewegungseinschränkung);
- die Einnahme bestimmter Medikamente: Neuroleptika, Antidepressiva, Atropin usw.;
- eine Blasenschwäche;
- einen übermäßigen Verzehr von Süßigkeiten;
- Ballaststoffmangel;
- eine zu geringe Flüssigkeitszufuhr.

Diese Verstopfung kann atonisch (der Bauch ist aufgebläht, aber schmerzfrei) oder spastisch sein, was mit Schmerzattacken einhergeht (wie bei Kolitis). In beiden Fällen lässt sich der Normalzustand durch eine Umstellung der Ernährungsgewohnheiten und einen gesunden Lebensstil wiederherstellen.

Rektale Dyschezie

Hierbei handelt es sich um fehlenden bzw. schmerzhaften Stuhldrang. Neben allgemeinen Ernährungsrichtlinien kann bei dieser Art von Verstopfung die Unterstützung eines Bewegungstherapeuten notwendig werden, der mit entsprechenden Methoden (Biofeedback-Techniken) die Störung beseitigt.

Verstopfung vermeiden durch eine bessere Ernährung

- Jeden Tag zu einem bestimmten Zeitpunkt zur Toilette gehen, wenn normalerweise ein Stuhldrang verspürt wird, d. h. nach einer Mahlzeit.
- Täglich mindestens 1,5 l Flüssigkeit zuführen. Dazu bieten sich Wasser, gepresster Fruchtsaft (mit Fruchtfleisch) oder Pflaumensaft an. Kaffee und Tee sollten nicht im Übermaß getrunken werden, da sie eher adstringierend wirken. Entge-

gen der weit verbreiteten Ansicht führt Kakao nicht zu Verstopfung.

- Die Stuhlmenge durch eine ballaststoffreiche Ernährung erhöhen:
  - frisches Obst (mit Schale)
  - frisch gepresster Fruchtsaft mit Fruchtfleisch (Zitrone, Orange, Grapefruit)
  - Fruchtkompott
  - Fruchtkonfitüre, möglichst ohne Zucker (aber mit Pektin = löslicher Ballaststoff)
  - Rohkost und Salat (mit Olivenöl)
  - gekochtes Gemüse (bei Bedarf als Püree)
  - Gemüsesuppen
  - Müsli, möglichst Vollkorn
  - Müsli mit Kleie
  - Vollkornprodukte (Brot, Reis, Nudeln, Grieß)
  - Hülsenfrüchte, bei Bedarf als Püree (Linsen, Trockenerbsen, weiße und rote Bohnen)
  - Bierhefe (1 Teelöffel pro Tag in einem Joghurt), die viel Vitamin B 1 enthält, das eine kräftigende Wirkung auf die Darmwände besitzt
  - Kleie aus biologischem Anbau (1 Esslöffel pro Tag)

  Wer nicht an ballaststoffreiche Kost gewöhnt ist, sollte die Ballaststoffzufuhr ganz allmählich steigern, damit sich der Darm an die Veränderung anpassen kann und keine Kolitis entsteht.
- Die Funktion der Gallenblase anregen.

  Galle wirkt beschleunigend auf die Verdauung. Die Sekretion lässt sich erhöhen durch die morgendliche Einnahme (auf nüchternen Magen) von:
  - einem Esslöffel Olivenöl (danach den Mund mit Zitronensaft ausspülen),
  - Sorbit

  oder durch die Zufuhr von Fleischbrühe zum Essen.

  Paraffinöl, das aus Kohlenwasserstoffen besteht, ist zu meiden, da es die Absorption der Mikronährstoffe im Darm beeinträchtigt und weder Vitamine noch essentielle Fettsäuren liefert.

- Die Darmflora durch den Verzehr von Joghurt zweimal am Tag regulieren.
- Einen gesünderen Lebensstil annehmen, d. h.:
  - Jeden Tag mindestens eine Stunde spazieren gehen (außer bei motorischen Beeinträchtigungen), schwimmen oder Rad fahren, wenn möglich.
  - Training der Bauchmuskulatur, die bei der Stuhlentleerung beansprucht wird.
  - Absoluter Verzicht auf Laxativa, da dadurch ein schlimmes Leiden bestehend aus Kolitis, Dehydrierung und Kaliummangel hervorgerufen werden kann, was zu Krämpfen und sogar zu Herzrhythmusstörungen führt. Dieses Leiden scheint auch für die Entstehung von Darmkrebs verantwortlich zu sein.
  - Notfalls kann vorübergehend auf leichte Pflanzenmehl- und Schleimstoffe oder Glycerin-Suppositorien zurückgegriffen werden.
  - Verzicht auf sämtliche Medikamente, die Verstopfung auslösen, was bei der Behandlung bestimmter psychischer Leiden Probleme bereiten kann.
- Verstopfung sollte auf jeden Fall behandelt werden, um folgenden Störungen vorzubeugen:
  - Rückfluss von Magensäure in die Speiseröhre;
  - Zwerchfellhernie;
  - Hämorrhoiden;
  - Krampfadern an den unteren Gliedmaßen.

Divertikulose

Durch eine ballaststoffreiche Ernährung lässt sich diese krankhafte Veränderung der Darmwand verhindern oder verbessern (bei älteren Menschen ist jeder Dritte davon betroffen). Bei dieser Erkrankung bilden sich kleine sackähnliche Verdickungen (Divertikel) an den Darmwänden. Diese können sich entzünden und mitunter Krebs im Verdauungstrakt auslösen, ebenso wie Polypen, die auch häufig auftreten und sich durch ballaststoffreiche Kost zurückbilden.

Kolitis

Bei Kolitis (Dickdarmentzündung), Krämpfen oder Reizung des Dickdarms handelt es sich um eine Hypersensibilität des Dickdarms gegenüber Gärungsprozessen und Ballaststoffen. Der Dickdarm reagiert mit schmerzhaften Krämpfen oder einer Entzündung der Darmwände.

Bei akuten Entzündungen ist vorübergehend auf die Zufuhr von Ballaststoffen zu verzichten.

- *Folgende Lebensmittel sind dann zu empfehlen:*
  - normaler weißer Reis
  - Fisch, gedämpft oder in Fischbrühe
  - weich gekochte Eier
  - Nudeln
  - passierte Gemüsebrühe
  - gedämpfte Hühnerbrust
  - gekochtes und püriertes Gemüse (Zucchini, Brokkoli, Spinat)
  - gekochtes Obst (ohne Schale)
  - Mineralwasser ohne Kohlensäure
  - Olivenöl
  - Zitrone

- *Folgende Lebensmittel sind zu meiden:*
  - Milchprodukte (Milch, Butter, Käse, Joghurt)
  - fettes Fleisch
  - Frittiertes
  - Vollkorngetreide
  - Hülsenfrüchte (Linsen, Trockenbohnen, Erbsen)

Betroffene neigen dazu, sämtliche Ballaststoffe vom Speiseplan zu streichen, was jedoch falsch ist. Nach akuten Störungen sollten allmählich wieder Ballaststoffe zugeführt werden. Nach der ersten Woche, in der auf Ballaststoffe verzichtet wird, beginnt man damit, gekochtes Gemüse (Lauch, grüne Bohnen, Brokkoli usw.) und gekochtes Obst (Äpfel) zu sich zu nehmen. Dann wird allmählich wieder Rohkost (Gemüse, Salat, Obst) verzehrt. Schließlich können wieder Vollkornprodukte (Nudeln, Reis, Müsli, Brot) in kleinen Mengen auf dem Speiseplan stehen, wobei die Zufuhr täglich erhöht wird. Hülsenfrüchte sollten ebenfalls einen Bestandteil der Ernährung bilden.

Schmerzen und Blähungen lassen sich mit Kohle oder Ton wirksam bekämpfen. Liegt zusätzlich Divertikulose vor, sollte die Nahrung Ballaststoffe enthalten, um Infektionen zu vermeiden und Darmkrebs vorzubeugen.

Stärkung des Immunsystems

Wie funktioniert das Immunsystem?

Das Immunsystem hat die Aufgabe, den Organismus vor Krankheiten zu schützen, die durch das Eindringen von Mikroorganismen (Bakterien, Viren, Pilze, Parasiten) verursacht werden. Diese Aufgabe wird von den weißen Blutkörperchen (Leukozyten) und einigen zusätzlichen Zellen wahrgenommen.

Diese Zellen sind im ganzen Organismus verteilt, befinden sich jedoch hauptsächlich in den Lymphorganen (Knochenmark, Milz und Lymphknoten). An möglichen Eintrittsstellen krankheitserregender Mikroorganismen, d. h. in der Darmschleimhaut und in den Lungen, sind sie in besonders großer Zahl vorhanden. Sie sorgen für eine Immunreaktion, um die Krankheitserreger zu beseitigen oder die durch sie entstehenden Schäden gering zu halten.

Ist ein Fremdstoff in den Organismus eingedrungen, der als unerwünscht identifiziert wird – ein so genanntes Antigen –, werden durch das Immunsystem zwei Reaktionen ausgelöst:

- die »humorale« Reaktion: Produktion von Antikörpern durch die B-Lymphozyten;
- die Zellreaktion: das »Einfangen« der Antigene durch die T-Lymphozyten.

Es handelt sich dabei gewissermaßen um die Mobilmachung einer Armee angesichts einer feindlichen Bedrohung, weshalb man auch von »Abwehrkräften« spricht. Bei starken Abwehrkräften wird der Eindringling schnell zurückgedrängt, so dass die Gesundheit erhalten bleibt. Ist das Immunsystem jedoch geschwächt, wird der Organismus krankheitsanfälliger und die Gesundheit ist nicht mehr so stabil.

Manche bekommen mehrmals im Jahr beim geringsten Luftzug einen Schnupfen (sogar außerhalb der Winterzeit). Andere baden, selbst mit siebzig Jahren, im Januar in der Nordsee, ohne krank zu werden. Dieser Unterschied ist auf die Abwehrkräfte zurückzuführen.

Wir sind von Mikroben umgeben, die entgegen der weit verbreiteten Ansicht eine wichtige Rolle in unserem Dasein spielen, da sie einen Bestandteil des natürlichen biologischen Gleichgewichts bilden. Ein übertriebenes Keimfreimachen nach dem Vorbild der Amerikaner hat sich als falsch herausgestellt, da dies nicht nur zu einer Schwächung des Immunsystems beiträgt (es hat keine Aufgabe mehr zu erfüllen, so dass es beim Eindringen starker Krankheitserreger nicht mehr in Übung ist), sondern indirekt die Bildung von resistenten Stämmen ermöglicht, die selbst ein gesunder Organismus kaum abwehren kann.

Eine Störung oder Schwächung des Immunsystems äußert sich durch:

- Infektionen: Nach dem sechzigsten Lebensjahr treten vor allem Infektionen der Harnwege und der Lungen (Bronchitis, Lungenentzündung), Grippe und Wundinfektionen (Unterschenkelgeschwür, Schorf, Fußwunden bei Diabetikern, postoperative Komplikationen) auf.
- schlechten Schutz (zum Beispiel vor Grippe) trotz Impfung.
- verzögerte Knochenfestigung (nach einem Knochenbruch) oder Muskelneubildung (zum Beispiel nach Bettlägerigkeit).
- Autoimmunkrankheiten: In diesem extremen Fall produziert das Immunsystem Antikörper gegen die eigenen Zellen. Dies gilt vor allem bei Krebs, Diabetes Typ 1, Gelenkrheumatismus, multipler Sklerose.

Diese Krankheiten treten nicht unbedingt im Alter auf, doch man findet sie manchmal in fortgeschrittener Form bei älteren Menschen wieder.

In diesem Kapitel wird aufgezeigt, dass die Ernährung – ohne ein Allheilmittel zu sein – bei der Aufrechterhaltung eines optimal funktionierenden Immunsystems eine entscheidende Rolle spielt. Es ist auf jeden Fall der einzige Faktor, auf den man wirksam Einfluss nehmen kann.

Die Stimulierung des Immunsystems

Ist der Organismus einem Angriff ausgesetzt, zum Beispiel durch das Eindringen von Keimen, sind mehrere Fälle voneinander zu unterscheiden:

1. Wenn die Abwehrkräfte einsatzbereit sind, wird der Organismus sein Immunsystem aktivieren und die Lymphozyten werden ihrer Aufgabe nachkommen. In diesem Fall kommt die Infektion nicht zum Ausbruch oder wird zumindest schnell eingedämmt. Man hat höchstens einige Stunden ein Kratzen im Hals und etwas geschwollene Lymphknoten (diese Knoten bestehen aus Lymphgewebe, das viele Lymphozyten enthält).

   Dies zeigt, dass der Organismus über ein leistungsfähiges und wirksames Immunsystem verfügt, so dass es ihm möglich war, die Krankheitserreger ohne fremde Hilfe zu besiegen oder zumindest das Übel abzuschwächen.
2. Die Abwehrkräfte des Organismus sind nicht mehr so stark und müssen angeregt werden. Hier können Biostimulationstechniken wie Homöopathie, Oligotherapie oder Akupunktur eingesetzt werden.

   Man spricht von »Biostimulation«, da man sich darauf beschränkt, die momentan geschwächten Funktionen des Organismus zu stimulieren. Dabei geht es darum, die Sekretion der körpereigenen humoralen Übertragungsstoffe (Endorphine, Cortisone, Katecholamine) anzuregen. Dadurch können die Abwehrkräfte ihre Aufgabe erfüllen. Eine Biostimulation zu einem früheren oder späteren Zeitpunkt würde keine Wirkung erzielen.

3. Der Organismus ist nicht mehr in der Lage, seine Funktion zu erfüllen, da das Immunsystem zu sehr geschwächt ist. Er kann den Keimen nicht entgegenwirken und die Infektion nicht eindämmen. Diese Aufgabe übernimmt dann ersatzweise die Allopathie, genauer gesagt Antibiotika und entzündungshemmende Mittel, die anstelle des Organismus ihre Wirkung entfalten.

   In diesem Fall wäre jede Stimulierung des Immunsystems sinnlos. Genauso wie es absurd ist, ein erschöpftes Pferd mit der Peitsche anzutreiben, hat es überhaupt keinen Zweck, einen geschwächten Organismus stimulieren zu wollen.
4. Das betroffene Organ hat nicht nur seine Funktion eingebüßt, sondern gefährdet durch eine mögliche Vergiftung den restlichen Organismus. In diesem Fall kommt der Chirurg zum Einsatz, der das angegriffene Gewebe dann entfernt.

Die Kunst des Arztes besteht darin, beim Betroffenen den Zustand des Immunsystems festzustellen. Bei vielen kleineren Infektionen werden nicht unbedingt Antibiotika benötigt, die häufig mehr schaden als nutzen. Denn damit würde man nicht nur »mit Kanonen auf Spatzen schießen«, was zwangsläufig weitere Schäden verursacht, sondern man würde das Immunsystem daran hindern, seiner Aufgabe nachzugehen und für den späteren Einsatz gegen stärkere Krankheitserreger gerüstet zu sein.

Liegt dagegen Fall 3 oder 4 vor, wäre es unbedacht, auf dem Einsatz von sanfter Medizin zu beharren, was häufig eher philosophisch als medizinisch begründet ist.

Wie wirkt sich in diesen Fällen die Ernährung aus? Im ersten Fall besitzt die Ernährungsweise eine vorbeugende Wirkung, so dass der Organismus im Vollbesitz seiner Kräfte bleibt. Im zweiten Fall kann die Ernährung dazu beitragen, das Immunsystem wieder auf die Beine zu stellen, da jeder Mangel, der die Abwehrkräfte schwächt, schnell ausgeglichen wird. In den anderen Fällen kann sie sich zusätzlich zur medizinischen Behandlung positiv auf die Wiederherstellung eines intakten Immunsystems auswirken.

Infektionen vermeiden durch eine gute Ernährung

Die Ernährung spielt bei der Regulierung des Immunsystems eine entscheidende Rolle. Manche Mangelzustände begünstigen die Entstehung einer Immunschwäche, genauso wie manche Nährstoffe die Abwehrkräfte stärken können. Aber es kommt auch auf die Verarbeitung der Lebensmittel (zu Hause oder durch die Industrie) an.

Proteine zuführen

Proteinmangel gilt als einer der Hauptfaktoren für eine Immunschwäche. Die Aktivität des Immunsystems ist eng mit dem Albumingehalt des Blutes verbunden. Durch einen Mangelzustand kann man somit Infektionen durch Bakterien, Viren oder Pilze bekommen.

Deshalb empfiehlt sich eine regelmäßige Zufuhr von:

- Eiern, hauptsächlich weich gekocht (durchschnittlich jeden zweiten Tag ein Ei), wobei sichergestellt sein muss, dass sie von Hühnern aus biologischer Haltung stammen;
- rohem Fisch (Räucherlachs, mariniertem Lachs) oder gedämpftem Fisch;
- blutig gebratenem oder rohem Fleisch (Roastbeef, Tatar);
- vergorenem Käse aus Rohmilch (Roquefort, Bleu d'Auvergne) und sämtlichem Käse mit gewaschener Rinde (Reblochon, Tomme de Savoie);
- »Sojamilch« (mit Kalzium angereichert);

dagegen Verzicht auf Milch und frische Milchprodukte (Quark/Frischkäse, Doppelrahmfrischkäse), mit Ausnahme von Joghurt.

Energiezufuhr

Eine zusätzliche Zufuhr von 500 kcal pro Tag reicht häufig aus, um das Immunsystem wieder zu normalisieren. Man versteht nun, wie gefährlich kalorienreduzierte Diäten sein können.

Vitaminzufuhr erhöhen

Zahlreiche Vitamine tragen zur Funktionsfähigkeit des Immunsystems bei: Vitamin A, B 1, B 6, B 9, B 12, C, D, E und Beta-Carotin.

Folgende Lebensmittel stärken die Abwehrkräfte:
- Bierhefe (6 Tabletten oder 2 Teelöffel pro Tag);
- rohe Karotten (aus biologischem Anbau);
- Lebertran (3–4 Kapseln pro Tag);
- Weizenkeimöl (2 Teelöffel pro Tag);
- Geflügelleber;
- Petersilie, Brokkoli, Zitronen, Orangen.

Spurenelemente zuführen

Es wurde nachgewiesen, dass ein Mangel an Zink, Kupfer, Eisen und Selen zu einer Schwächung des Immunsystems führt. Da die Immunschwäche nicht nur bei einem Mangel, sondern auch bei einem Übermaß an Eisen auftritt, sollte man bei der Einnahme von Zusatzpräparaten jedoch vorsichtig sein.

Folgende Lebensmittel empfehlen sich in diesem Fall:
- Austern
- Miesmuscheln, Herzmuscheln, Blutwurst
- Vollkorngetreide
- Fisch, Fleisch.

Gute Fette auswählen

Die Qualität der Fettsäuren wirkt sich auf die Leistungsfähigkeit des Immunsystems aus. Durch zu viele peroxidierte mehrfach gesättigte Fettsäuren werden zum Beispiel die Immunreaktionen durch eine Verringerung der T-Lymphozyten abgeschwächt.

Dies passiert, wenn kaltgepresste Öle (aus erster Pressung) unter schlechten Bedingungen aufbewahrt werden (Hitze, Licht), da sie sehr instabil und empfindlich sind (mit Ausnahme des sehr stabilen Olivenöls). Sie peroxidieren (ranziger Geschmack), was vor allem auf einen Mangel an Vitamin E (Maiskeimöl, Sonnenblumenöl) zurückzuführen ist.

Lebensmittel verzehren, die das Immunsystem anregen

Kohl, Blumenkohl, Rosenkohl und Brokkoli besitzen nachweislich eine anregende Wirkung auf das Immunsystem, insbesondere wenn sie in roher oder gedämpfter Form zu sich genommen werden. Vielleicht liegt es aber auch ganz einfach an ihrem hohen Gehalt an Antioxidanzien.

Joghurt scheint ebenfalls außergewöhnliche Eigenschaften zu besitzen: In einigen Untersuchungen wurde nachgewiesen, dass 200 g Joghurt pro Tag bei Personen über fünfundfünfzig Jahren das Immunsystem verbessern. Bei einer Zufuhr von 450 g pro Tag wird sogar die Interferonproduktion angeregt, was sich positiv auf das Immunsystem von Aidskranken auswirkt.

Vorsicht bei der Zubereitung

Verschiedene Studien und Versuche haben bestätigt, dass einige Zubereitungsarten die Qualität der Lebensmittel und damit die Abwehrkräfte beeinträchtigen können.

Starkes Erhitzen (über 100 °C) zerstört neben den Vitaminen auch die Struktur der Ausgangsmoleküle und es bilden sich Rückstände, die zu einer starken Schwächung des Immunsystems beitragen. Deshalb sollte man auf sämtliche Lebensmittel, die bei hohen Temperaturen im Backofen, in der Pfanne, im Topf und vor allem in der Fritteuse zubereitet wurden, verzichten.

Es empfiehlt sich somit, Lebensmittel möglichst oft roh (vor allem Obst und Gemüse) oder gedämpft (Temperatur bleibt dabei unter 100 °C) zu sich zu nehmen.

Gesunde Lebensweise

Um sich vor Keimen, Viren oder Parasiten zu schützen, die zu schweren Infektionen führen können (Salmonellosen oder Parasitosen), sollten Lebensmittel, die zu lange im Kühlschrank aufbewahrt wurden oder aus industrieller Fertigung stammen (zum Beispiel Eier aus Legebatterien), aufgrund ihrer schlechten Qualität gemieden werden. Hat man in dieser Hinsicht Zweifel oder keine andere Wahl, ist es besser, diese Lebensmittel in gekochter Form zu verzehren, auch wenn man weiß, dass Rohkost zur Stärkung des Immunsystems beiträgt. Deshalb sollte man sich vor offen angebotenen Mayonnaisen und Konditorcremes in Acht nehmen.

Außerdem ist auf eine nicht zu große Verschmutzung der Atemluft zu achten. Dabei geht es grundsätzlich darum, mit dem Rauchen aufzuhören, denn es wurde nachgewiesen, dass Tabakkonsum zu einer erheblichen Beeinträchtigung des Immunsystems führt.

Lebensmittel und Gewohnheiten, die zur Stärkung des Immunsystems beitragen

zu bevorzugende Lebensmittel	zu meidende Lebensmittel
rohe Karotten	Milch
Kohl, Blumenkohl	Quark/Frischkäse
Brokkoli, Rosenkohl	Doppelrahmfrischkäse
Zwiebeln	erhitzter Käse
Knoblauch	Überbackenes
weich gekochte Eier	Gegrilltes
Joghurt	Frittiertes
Fisch (gedämpft)	Geschmortes
roher Fisch	Kartoffeln
blutiges Fleisch, Tatar, Carpaccio	Weißbrot
frisches Obst	Nudeln

Rettich	raffinierter Zucker
Petersilie, Kerbel	gekochter Schinken
Bierhefe	
Walnüsse, Haselnüsse, Mandeln	
Olivenöl	
Weizenkeimöl	
Walnussöl	
Austern	
Krustentiere	
Herzmuscheln	
Blutwurst	
Reis (gedämpft)	
Wein (2–3 Gläser à 0,1 l pro Tag)	
Honig	
roher Schinken	

zu bevorzugende Gewohnheiten	**zu meidende Gewohnheiten**
Verzehr von rohen, gedämpften oder bei niedriger Temperatur zubereiteten Lebensmitteln	Rauchen
	Zubereitung ... im Backofen ... auf dem Holzofengrill ... in der Fritteuse

Krebsvorbeugung durch richtige Ernährung

Noch vor einigen Jahrzehnten war man sich darüber einig, dass Krebs eine vom Schicksal bestimmte Krankheit ist. Zahlreiche Untersuchungen, die seitdem durchgeführt wurden, zeigen jedoch, dass 80 % der Krebserkrankungen auf Umweltfaktoren zurückzuführen sind. Bei Frauen soll in 60 % der Fälle eine falsche Ernährung dafür verantwortlich sein.

Was ist Krebs?

Krebs entsteht, wenn verschiedene Umweltfaktoren auf einen prädisponierten Organismus (erbliche Veranlagung) einwirken.

Umweltfaktoren, schlechte Ernährungsgewohnheiten und die dadurch gebildeten Krebs erregenden Stoffe bewirken eine Veränderung, d. h. eine Wucherung der Zellen.

Zu den Umweltfaktoren zählen:

- die Nitrosamine in Verbindung mit Aminosäuren und Nitraten bzw. Nitriten;
- Benzpyren, das beim Grillen mit einem Holzkohlengrill entsteht;
- Pestizide, Insektizide, Herbizide, Fungizide;
- Aflatoxin, das bei unsachgemäßer Lagerung von Erdnüssen entsteht;
- polychlorierte Biphenyle;
- Polyvinylchlorid (PVC);
- einige Schwermetalle, Asbest.

Damit die veränderten Zellen jedoch anfangen, sich zu vermehren, Krebs erregend zu werden und einen Tumor zu bilden, wird ein Auslöser benötigt. Dazu gehören schlechte Gewohnheiten wie zum Beispiel eine übermäßige Fettzufuhr durch den Verzehr von Fleisch und Krotonöl (einem Abführmittel), hoher Alkohol- und Nikotinkonsum sowie starkes Erhitzen der Lebensmittel.

Die Zelle wandelt sich erst nach einer Reihe von atypischen Vorgängen in eine Krebszelle um. Die Ernährung ist dabei nur ein Glied in der Kette, doch sie kann bei einigen Krebsarten eine entscheidende Rolle spielen. Der Zustand des Immunsystems ist ebenfalls von großer Bedeutung, da es in die Entwicklung und das Wachstum der entarteten Zellen regulierend eingreift.

Krebshäufigkeit

Bei Personen über sechzig Jahren sind die häufigsten Krebserkrankungen:

bei Männern	**bei Frauen**
1. Prostata	1. Dickdarm-Mastdarm
2. Lunge	2. Brust
3. Dickdarm-Mastdarm	3. Magen
4. Magen	4. Gebärmutter
5. Blase	5. Eierstöcke
6. Speiseröhre	
7. Bauchspeicheldrüse	
8. Kehlkopf	

In den kommenden Jahren wird bei Frauen jedoch Lungenkrebs die zweite oder dritte Position einnehmen, was auf den zunehmenden Tabakkonsum in den letzten dreißig Jahren zurückzuführen ist.

Ursachen von Krebs

Untersuchungen und Statistiken zufolge sind heutzutage vor allem das Rauchen, Alkoholkonsum, schlechte Ernährungsgewohnheiten, Umweltverschmutzung, einige Chemikalien sowie berufliche Faktoren für die Entstehung von Krebs verantwortlich.

Bei einer derartigen Behauptung sollte man stets vorsichtig sein, denn es ist immer schwierig, zwischen einem schädlichen Faktor und der Entstehung von Krebs eine Wechselbeziehung herzustellen. Trotzdem lässt sich durch die in den letzten Jahren durchgeführten Arbeiten mit Bestimmtheit sagen, welche Lebensmittel und Nährstoffe die Krebsentstehung begünstigen und welche vorbeugend gegen Krebs wirken.

Was die Entstehung von Krebs begünstigt

Übergewicht

Wer nahezu sein Idealgewicht auf die Waage bringt, besitzt ein geringeres Krebsrisiko als übergewichtige, aber auch sehr schlanke Menschen. Laut Statistik treten bei Personen mit einem Übergewicht von 20 % im Vergleich zum normalen Körpergewicht folgende Krebsarten häufiger auf: Gebärmutter, Brust, Gallenblase, Prostata, Dick- und Mastdarm.

Bei einer Fettkonzentration im oberen Teil des Körpers besteht eine größere Wahrscheinlichkeit, an Krebs zu erkranken, als bei einer Fettansammlung in der unteren Körperhälfte.

Übergewichtige Männer, die sich sehr fettreich ernähren, besitzen ein viermal größeres Risiko, an Prostatakrebs zu erkranken, als normalgewichtige Männer, die wenig Fett zu sich nehmen. Eine unzureichende Nahrungszufuhr, die zu einem Gewichtsverlust, aber auch zu einer Schwächung des Immunsystems führt, fördert dagegen die Entstehung von Krebs.

Schlechte Fette

Eine übermäßige Fettzufuhr (mehr als 40 % der Nahrung) begünstigt das Entstehen von Krebs der Eierstöcke, des Gebärmutterhalses, der Bauchspeicheldrüse, der Prostata und vor allem des Dick- und Mastdarms.

Fette sind indirekt für das Krebsrisiko verantwortlich, da für ihre Assimilierung im Darmtrakt große Mengen an Gallensäuren benötigt werden. Doch es kommt womöglich weniger auf die Höhe der Fettzufuhr als auf die Beschaffenheit der verzehrten Fette an. Manche sind der Ansicht, dass gesättigte Fettsäuren (Fleisch, Wurst, Vollmilchprodukte) viel schädlicher sind als die in Fisch, Oliven- und Nachtkerzenöl enthaltenen Fette. Bei Prostata-, Dickdarm- und Mastdarmkrebs steht vor allem Fleisch im Blickpunkt.

Mehrfach ungesättigte kaltgepresste pflanzliche Öle (aus erster Pressung) können die Entstehung von Krebs auslösenden freien Radikalen begünstigen, wenn sie zu wenig Antioxidanzien (Vitamin E) enthalten. Dies ist vor allem dann der Fall, wenn sie dem Licht ausgesetzt und bei Raumtemperatur gelagert werden. Paraffinöl ist zu meiden, da es zum einen aus Kohlenwasserstoffen besteht und zum anderen die Absorption der Mikronährstoffe und insbesondere der Antioxidanzien im Darmtrakt beeinträchtigt.

Proteine aus Milch

Vegetarier erkranken seltener an Krebs, was aber auch an ihrem zumeist gesünderen Lebensstil liegt: wenig bis gar kein Alkohol bzw. Nikotin.

Neueren Untersuchungen zufolge sollen die in Kuh- und Ziegenmilch enthaltenen Proteine das Immunsystem stören und damit zur Entstehung von Autoimmunkrankheiten und Krebs beitragen. Dies gilt jedoch nur für Milch (auch Magermilch) und frische Milchprodukte (Quark/Frischkäse, Doppelrahmfrischkäse). Joghurt und vergorener Käse aus Rohmilch sind natürlich nicht davon betroffen.

Schlechte Kohlenhydrate

In mehreren Untersuchungen wird Zucker als begünstigender Faktor für Brust-, Dickdarm- und Mastdarmkrebs aufgeführt. Wenn die Raffinierung dafür verantwortlich sein sollte, ist es wahrscheinlich, dass eines Tages der übermäßige Verzehr von Weißmehl aufgrund des Ballaststoffmangels in die Kritik gerät.

Zu viel Alkohol

Wird regelmäßig zu viel Alkohol getrunken, besteht für folgende Krebsarten ein erhöhtes Risiko: Mund-, Zungen-, Kehlkopf-, Speiseröhren-, Leber-, Mastdarm-, Blasen- und Brustkrebs.

Alkohol bewirkt in der Leber einen Anstieg von Cytochrom P 450, das bekanntlich im Organismus vorhandene Substanzen Krebs erregend werden lässt. Denn Alkohol selbst löst nicht unbedingt Krebs aus. Wahrscheinlich entfaltet er erst in Verbindung mit anderen Stoffen seine Krebs erzeugende Wirkung, denen er das Eindringen in den Darm durch eine Schädigung der Dünndarmzellen ermöglicht.

Einige alkoholische Getränke enthalten Krebs erzeugende Stoffe (Nitrosamine in einigen Biersorten). Bei Blasenkrebs kommen anishaltige Getränke als Auslöser in Betracht.

Außerdem ruft übermäßiger Alkoholgenuss eine Immunschwäche hervor, wodurch die Entstehung von Krebs begünstigt wird. Schließlich ist die Ernährung von Alkoholkonsumenten unausgewogen und enthält zu wenig Vitamine, Selen und Antioxidanzien, was ebenfalls Krebs fördernd sein kann.

Alkohol und Nikotin stellen in Bezug auf Krebs die gefährlichste Kombination dar (Krebs der oberen Atmungs- und Verdauungsorgane).

Salzen und Räuchern

In den asiatischen Ländern (China und vor allem Japan) hatte man lange Zeit die Gewohnheit, Fisch durch Salzen und Räuchern zu konservieren, was zu Magenkrebs führte.

In Wasser enthaltenes Nitrat

Die in Wasser enthaltenen Nitrate und die Nitrite in Wurst und anderen gesalzenen Industrieprodukten können sich im Magen zu Krebs erregenden Nitrosaminen umwandeln.

Chlorhaltiges Wasser

Untersuchungen zufolge sollen in Trinkwasser aufgelöste Chlornebenprodukte für die Entstehung von Nieren- und Blasenkrebs verantwortlich sein. Wenn jedoch das Wasser nicht mehr mit Chlor versetzt würde, wäre allerdings das Risiko einer bakteriellen Verschmutzung viel größer als das Krebsrisiko.

Pestizide, Insektizide, Herbizide, Fungizide

Das in Herbiziden enthaltene Dioxin begünstigt die Entstehung von Hodenkrebs. Bei Personen, die in der Landwirtschaft arbeiten und seit mehr als zwanzig Jahren Pestiziden ausgesetzt sind, besteht für Brust und Bauchspeicheldrüse ein Krebsrisiko. Dies gilt vor allem für auf dem Ackerland eingesetzte Pestizide. Bei Winzern lösen Pestizide Blasenkrebs und Gehirntumore aus.

Erhitzen

Beim Erhitzen wird ein Teil der Vitamine zerstört und eine bestimmte Menge an Mineralstoffen und Spurenelementen geht verloren, so dass ein Mangel an Mikronährstoffen und vor allem an Antioxidanzien entsteht, was sich Krebs begünstigend auswirken kann.

Während des Erhitzens bilden sich in den Lebensmitteln aber auch neue Substanzen, von denen einige im Verdacht stehen, Krebs zu erzeugen. Heute weiß man, dass Benzpyren, das beim Grillen von Fleisch, Wurst oder Fisch (vor allem auf einem Holzkohlengrill) entsteht, eine Krebs erregende Wirkung im Darmtrakt besitzt. Sämtliche gerösteten Produkte (Toastbrot, Kaffee) scheinen ebenfalls in Betracht zu kommen. Das beim Kaffeerösten entstehende Benzpyren könnte für Blasenkrebs verantwortlich sein, der bei starken Kaffeetrinkern auftritt.

Erhitzt man Butter über 130 °C, bildet sich Acrolein, eine Krebs erzeugende Substanz.

Beim Erhitzen über 250 °C entstehen Substanzen, die Dick- und Mastdarmkrebs auslösen. Um das Krebsrisiko zu begrenzen, sollte man deshalb Lebensmittel bei niedrigen Temperaturen, im Wasserbad oder im Dampftopf zubereiten.

Erhitzt man ein Lebensmittel, das sowohl Proteine als auch Kohlenhydrate enthält (zum Beispiel Brot), bilden sich neue Stoffe (die im Übrigen für den guten Duft verantwortlich sind), was als Maillard-Reaktion bezeichnet wird. Einige können Krebs erzeugen, doch dies hängt von der Beschaffenheit der jeweiligen Aminosäuren und Kohlenhydrate ab.

Mangel an Antioxidanzien

Antioxidanzien, auf die bereits mehrmals eingegangen wurde, schützen vor Krebs, da sie die freien Radikale bekämpfen.

Mangel an Antioxidanzien	Krebsart
Vitamin A	Blase, Gebärmutter
Vitamin C	Lunge, Kehlkopf
Vitamin E	Lunge, Brust
Selen	Brust, Gebärmutter, Lunge

Krebs verhütende Lebensmittel

Ballaststoffe

Vor allem unlösliche Ballaststoffe (Zellulose, Hemizellulose, Lignin) wirken Krebs vorbeugend. Das Risiko von Dick- und Mastdarmkrebs sinkt um 61%, wenn die tägliche Ballaststoffzufuhr mehr als 20 Gramm beträgt.

Lösliche Ballaststoffe (Pektin in Obst und Pflanzenmehl- und Quellstoffe in Hülsenfrüchten) verringern die Produktion der Fettsäuren, die bei Darmkrebs das Wachstum der Krebszellen beschleunigen.

Antioxidanzien

Es muss nochmals darauf hingewiesen werden, dass Antioxidanzien bei der Krebsvorbeugung besonders wirkungsvoll sind, da sie die freien Radikale unschädlich machen.

Frisches Gemüse

Frisches Gemüse enthält zahlreiche Substanzen, die vor Krebs schützen. Dies gilt vor allem für:
- Kohl und Brokkoli;
- Gurke;
- Petersilie;
- Rosmarin;

nicht zu vergessen die Wirkung der darin befindlichen Ballaststoffe und Antioxidanzien.

Obst

Neben Ballaststoffen und Antioxidanzien sind in Obst Vitamine und eine große Anzahl weiterer Substanzen enthalten, die allesamt Krebs vorbeugend wirken.

Sich vor Krebs schützen

- Eine übermäßige Nahrungszufuhr und Fettleibigkeit vermeiden.
- Fisch dem Fleisch vorziehen, dabei geräucherte und gesalzene Produkte meiden.
- Die Gesamtfettzufuhr verringern, insbesondere die gesättigten Fettsäuren.
- Den Verzehr von Zucker und Weißmehl einschränken; Kohlenhydrate mit einem niedrigen glykämischen Index auswählen.
- Ballaststoffreiche Nahrung zu sich nehmen (Obst, frisches

Gemüse, Vollkornprodukte, Hülsenfrüchte, Kleie aus biologischem Anbau).

- Rohkost bevorzugen, um eine ausreichende Vitaminzufuhr und einen geringeren Verlust an Mikronährstoffen zu gewährleisten: Obst, Gemüse, Salat, Schalentiere, Fisch (Sushi), Fleisch (Tatar).
- Den Alkoholkonsum auf zwei bis drei Gläser Wein à 0,1 l pro Tag beschränken.

Abschließend lässt sich sagen, dass diese Empfehlungen mit der berühmten mediterranen Ernährungsweise übereinstimmen und genau auf die allgemeinen Richtlinien der Montignac-Methode zutreffen.

Mangelernährung vermeiden

Der Nährstoffhaushalt des Organismus ist ausgewogen, wenn zwischen den chemischen Auf- und Abbaureaktionen ein Gleichgewicht besteht. Anabolismus bezeichnet den Aufbau oder die Reparatur von Körperzellen, Katabolismus steht für deren Abnutzung oder Zerstörung. Der Anabolismus, vor allem der Proteine, muss den Katabolismus ausgleichen und die Erneuerung der Zellstrukturen gewährleisten. Findet in unserem Körper ein Rückgang des Anabolismus oder eine Zunahme des Katabolismus statt, entsteht Mangelernährung.

Ursachen für Mangelernährung

Unzureichende Energiezufuhr (verringerter Anabolismus)

Neben der Zufuhr lebenswichtiger Substanzen muss der Anabolismus normalerweise für eine ausgewogene Proteinmasse sorgen und die Bildung von kurz- und langfristigen Energiereserven ermöglichen.

Der Anabolismus kann sich durch eine unzureichende Nahrungszufuhr verringern, was mehrere Ursachen haben kann:

- Appetitmangel (durch Infektionen, Depressionen oder eine übermäßige Medikamenteneinnahme);
- einseitige Ernährung (zu viele Lebensmittel fehlen auf dem Speiseplan);
- schlechter Kauapparat;
- Schluckbeschwerden (Dysphagie);
- schlechte Verdauung (Störungen des Dünndarms, Enzymmangel, erhöhte Anzahl von Darmbakterien, Störung der Insulinabsonderung);
- Emphysem, das die Atemmuskulatur schwächt;

- körperliche Beeinträchtigung, die den Betroffenen daran hindert, selbst einzukaufen, zu kochen oder sogar sich zu ernähren;
- wirtschaftliche und soziale Probleme;
- Senilität (20 % der über Fünfundachtzigjährigen).

Ein beschleunigter Verbrauch der Proteinreserven (erhöhter Katabolismus)

Dies kann in folgenden Fällen vorkommen:
- Fieber;
- Infektionen;
- Verbrennungen;
- Wundheilung/Narbenbildung;
- eiternde Wunden (zum Beispiel Unterschenkelgeschwür);
- Knochenbrüche,
- postoperative Komplikationen;
- Überfunktion der Schilddrüse;
- Entzündungskrankheiten;
- Cortisoneinnahme über einen längeren Zeitraum;
- Krebs;
- Diabetes.

Jede Krankheit, in akuter oder chronischer Form, kann somit zu einer plötzlichen Störung des Stoffwechselgleichgewichtes führen. Laut Statistik sind 50 % der älteren Menschen, die aufgrund einer Infektion ins Krankenhaus eingeliefert werden, mangelernährt, was in 85% der Fälle auf einen erhöhten Katabolismus zurückzuführen ist.

Wie bereits dargelegt, hat eine Krankheit auch die Einnahme von Medikamenten zur Folge, die zusätzliche Ernährungsstörungen auslösen können.

Wenn ein älterer Mensch erkrankt, kann eine bisher zufriedenstellende Ernährungssituation rasch in einen besorgniserregenden Mangelzustand übergehen. Außerdem wirkt sich ein eventueller Krankenhausaufenthalt, selbst wenn er berechtigt ist, selten positiv auf den Nährstoffhaushalt aus. Bei älteren Menschen, die in Alters- oder Pflegeheimen untergebracht sind, wird im Vergleich zu den Personen, die zu Hause ihren Lebensabend verbringen können, viel häufiger Mangelernährung festgestellt.

Folgen der Mangelernährung

Mangelernährung führt zu schwerwiegenden Gesundheitsstörungen.

Schwächung des Immunsystems

Ein geschwächtes Immunsystem entsteht vor allem durch einen Mangel an Proteinen, Zink, Eisen und Vitamin B 6. Bei einer Infektion durch Keime, Viren oder Pilze sind die Abwehrreaktionen des Organismus nicht mehr so stark, was auf einen Rückgang bestimmter weißer Blutkörperchen, des Gehaltes an Interleukin 2 (von bestimmten weißen Blutkörperchen freigesetzte Substanz, die die an Immunreaktionen beteiligten Zellen aktiviert) und der Antikörpersekretion zurückzuführen ist.

Im Falle einer Infektion sondert der Organismus Substanzen (Zytokinine) ab, die Proteine verbrauchen (Verschlimmerung des Hyperkatabolismus) und zusätzlich Appetitlosigkeit hervorrufen (Rückgang des Anabolismus durch eine verringerte Nahrungszufuhr). Man befindet sich somit in einem Teufelskreis, da die Infektion zu einer Verschlimmerung des Mangelzustandes führt. Dadurch erhöht sich das Mortalitätsrisiko.

Verzögerte Heilung

Mangelernährung verzögert die Heilung von Wunden, Geschwüren, Verbrennungen und Operationswunden.

Verringerte Albuminproduktion

Albumin ist ein Protein, das die Wirkung von Medikamenten durch den Transport ihrer Bestandteile unterstützt. Liegt ein

Albuminmangel vor, wird entweder die Wirksamkeit der Behandlung herabgesetzt oder die Giftigkeit des Medikaments erhöht, was umso schwieriger zu beseitigen ist, als bei älteren Menschen häufig eine Störung der Nierenfunktion in dieser Hinsicht vorliegt.

Wie lässt sich Mangelernährung bekämpfen?

Am besten ist es natürlich, Mangelernährung bei älteren Menschen erst gar nicht aufkommen zu lassen. Dies lässt sich mit folgenden Maßnahmen erreichen:

- für eine ausgewogene Ernährung sorgen, die auf abwechslungsreicher Kost basiert, wobei Lebensmittel mit einem hohen Nährstoffgehalt zu bevorzugen sind;
- auf (vielfach verordnete) Diäten verzichten, bei denen zu viele Lebensmittel vom Speiseplan gestrichen werden;
- die notwendigen materiellen und psychischen Voraussetzungen schaffen, damit der Betroffene zu Hause bleiben kann und dort gut ernährt wird;
- Infektionen vorbeugen;
- das Interesse für die Nahrung und die Freude am Essen erhalten oder entwickeln.

Liegt eine leichte Mangelernährung vor und der Betroffene hat keine Schluckbeschwerden, lässt sich dieser Zustand durch den Verzehr nährstoffreicher Lebensmittel beheben. Bei Schluckstörungen kann der Einsatz einer Magensonde notwendig werden.

In schwerwiegenden Fällen ist es bei Bedarf möglich, die Nahrung in Form von Infusionen zuzuführen.

Schlussbemerkung

Der T. G. V. Paris-Marseille raste mit voller Fahrt dahin. Der Himmel war an diesem frühen Herbsttag bedeckt und strömender Regen prasselte auf die vorbeiziehenden burgundischen Berge.

Der junge Mann, der mir gegenübersaß, starrte aus dem Fenster. Er schien seinen Gedanken nachzuhängen, und seine traurigen Augen ließen etwas von seinem Weltschmerz ahnen.

Zu seiner Linken saß eine Frau, die man nicht ohne weiteres als ältere Frau bezeichnet hätte, so schwer war ihr Alter einzuschätzen. Sie redete ununterbrochen, gestikulierte, scherzte und lachte über das, was sie sagte. Sie unterhielt sich mit ihrem Mann, der ihr gegenübersaß. Ein Gentleman mit silbergrauer Mähne, dem das ständige Reden seiner Frau nicht zu viel zu werden schien, so amüsierte er sich darüber. Er nickte lächelnd, gab ab und zu einen kurzen Kommentar ab, ergänzte ein Detail, fügte ein Argument hinzu. Eine Atmosphäre der Zärtlichkeit und des Glücks breitete sich im Abteil aus.

Plötzlich drehte sich der junge Mann zu ihnen um und sagte voller Ernst: »Haben Sie ein Glück, dass Sie alt sind!«

Alle lachten.

Anhang

Anhang I
Die Ernährungsbilanz

Das Kapitel über die verschiedenen Lebensmittelkategorien (siehe Seite 28 ff.) ist Ihnen wahrscheinlich etwas fachbezogen vorgekommen, aber wenn Sie es aufmerksam gelesen haben, werden Sie bestimmt festgestellt haben, dass die darin enthaltenen Informationen notwendig waren, um genau zu verstehen, wie der Nährstoffbedarf eines menschlichen Organismus aussieht, insbesondere wenn dieser bereits einige Jahre »auf dem Buckel« hat.

Mit diesem Wissen können Sie nun Ihre persönliche Ernährungsbilanz ziehen, die Ihnen bei der Erstellung des »Aktionsplanes« (ab S. 63) behilflich sein wird.

Es ist nie zu spät, Bilanz zu ziehen. Mit fünfzig, sechzig oder siebzig Jahren kann man sich fragen, in welchem Zustand man sich befindet:

- Bin ich bei guter Gesundheit oder nicht?
- Wie ist mein körperlicher und geistiger Zustand?
- Wie ernähre ich mich?

Erforschung der Ernährungsgewohnheiten

Dies ist der erste Schritt zu einer Bilanz.

Durch eine Analyse der Ernährungsgewohnheiten bzw. eine genaue Prüfung der Mahlzeiten über einen Zeitraum von zwei Wochen können Sie herausfinden:

- ob Ihre Ernährung weitgehend ausgewogen ist;
- ob bei Ihnen Mangelerscheinungen vorliegen oder nicht;

– ob Sie einige Lebensmittel im Übermaß zu sich nehmen;
– was es zu ändern gilt.

Fachleute (Diätetiker) können Ihnen mithilfe eines Computerprogramms genau berechnen, wie viel Nahrung und Nährstoffe Sie zu sich nehmen sollten.

Wir werden jedoch versuchen, gemeinsam eine umfassendere Untersuchung durchzuführen, wobei Ihnen der nachfolgende Fragebogen behilflich sein wird.

	Ja	Nein
Nehmen Sie drei Mahlzeiten pro Tag zu sich?	❑	❑
Nehmen Sie ein reichhaltiges Frühstück zu sich?	❑	❑
Essen Sie Müsli und/oder Brot zum Frühstück?	❑	❑
Nehmen Sie dreimal täglich ein Milchprodukt (einschließl. Käse) zu sich?	❑	❑
Nehmen Sie jeden Tag Rohkost (Gemüse, Salat) zu sich?	❑	❑
Essen Sie mindestens einmal täglich rohes Obst?	❑	❑
Essen Sie zwei- bis dreimal in der Woche Fleisch?	❑	❑
Essen Sie mindestens zweimal in der Woche Fisch?	❑	❑
Essen Sie täglich gekochtes Gemüse?	❑	❑
Nehmen Sie täglich (mittags oder abends) ein Stärkeprodukt (Reis, Nudeln, Grieß, Hülsenfrüchte) zu sich?	❑	❑
Essen Sie Vollkornprodukte (Reis, Nudeln, Brot)?	❑	❑
Verwenden Sie zum Anmachen von Salaten mindestens zwei verschiedene Öle?	❑	❑
Verwenden Sie Olivenöl?	❑	❑
Nehmen Sie etwa 10 g Butter pro Tag zu sich?	❑	❑
Verwenden Sie wenig Salz?	❑	❑
Verwenden Sie wenig Zucker?	❑	❑
Nehmen Sie weniger als 3 Stück Zucker pro Tag zu sich?	❑	❑
Nehmen Sie 1,5 l Flüssigkeit pro Tag zu sich?	❑	❑
Trinken Sie täglich 1–3 Gläser Wein (von guter Qualität)?	❑	❑

	Ja	Nein
Achten Sie darauf, nicht mehr als 1–3 Gläser à 0,1 l Alkohol (Wein, Bier) pro Tag zu sich zu nehmen?	❑	❑
Verzichten Sie auf hochprozentigen Alkohol (Cognac, Gin, Whisky)?	❑	❑
Achten Sie beim Kauf auf den Nährstoffgehalt der Lebensmittel?	❑	❑
Sind Sie darum bemüht, Produkte aus biologischem Anbau zu kaufen?	❑	❑

- **weniger als 6-mal JA:** Es ist höchste Zeit, sich um Ihre Ernährung zu kümmern!
- **weniger als 12-mal JA:** Ihre Ernährungsgewohnheiten sind weitgehend in Ordnung, aber noch verbesserungsbedürftig.
- **mehr als 15-mal JA:** Das ist sehr gut, noch eine kleine Anstrengung, dann ist es perfekt!
- **mehr als 20-mal JA:** Sie haben die besten Voraussetzungen, hundert Jahre alt zu werden!

Ihre körperliche Verfassung

Der Blick des Pferdehändlers kann sich täuschen, wie wir gleich sehen werden. Durch das Körpergewicht lässt sich nicht im Voraus beurteilen, in welchem Zustand sich der Betreffende befindet.

Was hat es mit dem Gewicht auf sich?

Vor der Waage sollte man sich in Acht nehmen. Dabei handelt es sich um ein unvollkommenes Messinstrument, da lediglich das Gesamtgewicht angezeigt wird, ohne dass man weiß, wie viel auf Fett, Muskeln und Wasser entfällt.

Man kann sogar mit achtzig Jahren genauso viel auf die Waage bringen wie mit dreißig Jahren, obwohl sich die Zusammensetzung des Körpers grundlegend voneinander unterscheidet. Bei einem Mann mit einem Körpergewicht von 76 Kilo kommt es zwischen dem dreißigsten und achtzigsten Lebensjahr durchschnittlich zu einem Rückgang der Muskelmasse von 24 auf 13 Kilo und zu einer Zunahme der Fettmasse von 15 auf 26 Kilo. Durch ständige sportliche Betätigung lässt sich der Verlust der Muskelmasse mit den Jahren jedoch einschränken.

Die Wassermenge kann sehr unterschiedlich sein. Bei dehydrierten Personen ist sie niedrig und bei Personen, die an Ödemen leiden, ist sie hoch.

Die Knochenmasse kann ebenfalls um 2 % zurückgehen, vor allem bei Frauen nach der Menopause, die an Osteoporose erkrankt sind.

Deshalb ist es möglich, dass schlanke Menschen einen ausgewogenen Nährstoffhaushalt haben und fettleibige Menschen mangelernährt sind. Man sollte sich also nie auf das Gesamtkörpergewicht verlassen und daraus voreilige Schlüsse ziehen. In den Ernährungsabteilungen der Krankenhäuser gibt es spezielle Geräte zur Bestimmung der Muskel-, Wasser- und Fettmasse des Körpers. Diese Untersuchung lässt sich leicht durchführen: Der Betroffene wird im Liegen über Elektroden mit einem Apparat verbunden, der über die verschiedenen Körperabschnitte Informationen vermittelt.

Der Body Mass Index (BMI)

Mit dem Body Mass Index lässt sich das »richtige« Körpergewicht bestimmen. Der BMI ist gleich dem Gewicht in Kilo, geteilt durch die Größe im Quadrat. Er steht genau im Verhältnis zur Höhe der Fettmasse.

Bei jüngeren Erwachsenen geht man von folgender Einteilung aus:

- BMI-Wert unter 19: Untergewicht;
- BMI-Wert zwischen 20 und 25: Normalgewicht;
- BMI-Wert zwischen 26 und 29: Übergewicht;
- BMI-Wert ab 30: Fettleibigkeit.

Beispiel:
Eine Person ist 1,75 m groß und wiegt 70 Kilo:

$$\text{BMI} = \frac{70}{3{,}06} = 22{,}8$$: die Person ist von schlanker Gestalt.

Bei einer Größe von 1,75 m und einem Gewicht von 90 Kilo ergibt sich folgender Wert:

$$\text{BMI} = \frac{90}{3{,}06} = 29{,}41$$: die Person ist zu dick.

Auch wenn diese Formel sehr aufschlussreich ist, so lässt sie sich doch ab einem bestimmten Alter schlecht anwenden. Denn viele Menschen, vor allem Frauen, nehmen mit den Jahren eine gebeugte Körperhaltung ein. Die geringere Größe kommt durch das Zusammensinken der Wirbelkörper zustande, was auf Osteoporose zurückzuführen ist. Häufig ist ein Unterschied von zehn bis fünfzehn Zentimetern im Vergleich zur früheren Größe festzustellen. Wenn man nun bei älteren Personen den BMI-Wert zur Bestimmung des Körpergewichtes verwendet, sollte man die Größe zugrunde legen, die sie im Alter von fünfzig Jahren hatten.

Spezialisten oder Gerontologen könnten genauere Messungen vornehmen:

- Messung der Hautfalten zur Bestimmung der Hautdicke;
- Messung des Arm- oder Wadenumfangs zur Bestimmung der Muskelmasse;
- Messung des Abstands zwischen Ferse und Gesäß bei gebeugtem Knie.

Den Wasserhaushalt bestimmen

Trockene und runzlige Haut, bei der durch Kneifen hervorgerufene Hautfalten länger bestehen bleiben, weist auf eine gewisse Dehydrierung hin. Das Gegenteil davon sind Wasseransammlungen, was sich zum Beispiel an geschwollenen Knöcheln feststellen lässt.

Eine tägliche Flüssigkeitszufuhr von mindestens 1 l bis 1,5 l ist sehr wichtig. Die tägliche Urinmenge (mindestens 0,5 l bis 1,5 l in einem Zeitraum von 24 Stunden) zeigt, ob genügend Flüssigkeit zugeführt wurde.

Der Zustand des Kauapparates

Bei einigen Personen kann eine Beeinträchtigung der Kaufunktion bestehen, die durch fehlende Zähne oder ein fehlerhaftes Gebiss hervorgerufen wird. Das Kauen ist jedoch ein wichtiger Bestandteil der Verdauung:

- es erhöht die Speichelproduktion, so dass die darin enthaltenen Enzyme, zum Beispiel Amylase, mit der Verdauung der Stärke beginnen;
- es massiert das Zahnfleisch, was dem Zahnbettschwund vorbeugt;
- es ermöglicht das Eindringen der Duftstoffe in die Nasenhöhle, so dass sich das Aroma der Lebensmittel besser entfalten kann, was den Genuss fördert.

Außerdem sollte bei der Nahrungsaufnahme der hedonistische Aspekt nicht außer Acht gelassen werden. Brillat-Savarin äußerte sich folgendermaßen dazu: »Die Freude am Essen gilt in jedem Alter, in jeder Situation, in allen Ländern und an jedem Tag: Sie lässt sich mit sämtlichen anderen Freuden verbinden und bleibt als letzte übrig, um uns über den Verlust der anderen hinwegzutrösten.« Deshalb sollte man trotz eines fehlerhaften Gebisses feste Nahrung bevorzugen (Verzicht auf Hackfleisch, Püree, Suppen, Milchprodukte), um die Kautätigkeit nicht zusätzlich einzuschränken.

Laboruntersuchungen

Das Auto hat ein Anrecht auf eine regelmäßige Inspektion, die Sie stets durchführen lassen. Seien Sie darum bemüht, Ihrem

Organismus die gleiche Pflege angedeihen zu lassen, da er von Zeit zu Zeit ebenfalls eine Untersuchung nötig hat.

Bitten Sie den behandelnden Arzt um eine Blutentnahme, um Ihre körperliche Verfassung zu untersuchen. Dabei lässt sich zum Beispiel der Nährstoffhaushalt überprüfen, so dass ein Mangelzustand oder zumindest eine falsche Ernährungsweise festgestellt werden kann.

Folgende Untersuchungen werden durchgeführt:

- Blutuntersuchung, bei der eine eventuelle Anämie (durch Eisenmangel oder ein Defizit an Vitamin B 9 und B 12) oder ein niedriger Gehalt an weißen Blutkörperchen nachgewiesen werden kann;
- Eisengehalt, der im Blut messbar ist, genauso wie Ferritin, das über die Eisenreserven im Organismus Aufschluss gibt;
- Gehalt an Folaten, wodurch ein Mangel an Vitamin B 9 ausgemacht werden kann;
- Kreatinin-Gehalt im Harn im Verhältnis zur Größe. Ist er zu niedrig, weist dies auf einen Proteinmangel hin;
- Albumingehalt (ein zu niedriger Gehalt ist ein Zeichen für Mangelernährung).

Außerdem werden Untersuchungen zur Feststellung eventueller Stoffwechselstörungen durchgeführt:

- Gesamtcholesterin;
- HDL-Cholesterin;
- Triglyceride;
- Blutzuckerspiegel;
- Insulin;
- Harnsäure.

So lassen sich Diabetes, Hyperlipidämie, Gicht- und Atheromrisiko feststellen.

Weitere Untersuchungen können durchgeführt werden, wenn der Arzt sie als notwendig erachtet, zum Beispiel:

- Blutkörperchensenkungsgeschwindigkeit, die sich bei Infektionen, Entzündungen oder Krebs erhöht;

– Krebsmarker (insbesondere für die Prostata).

Röntgenaufnahmen

Eine Röntgenaufnahme des Beckens lässt die charakteristischen Rillen erkennen, die bei einer durch Vitamin-D-Mangel hervorgerufenen Osteomalazie auftreten. Röntgenaufnahmen des Beckens oder der Wirbel machen eine eventuelle Osteoporose sichtbar (vor allem bei Frauen nach der Menopause ohne Hormonbehandlung).

Die beste Untersuchung zur Bestimmung der Knochendichte, des Osteoporosestadiums und des Knochenbruchrisikos (Wirbel, Oberschenkelhals) ist jedoch die Osteodensitometrie.

Schließlich kann durch Röntgenaufnahmen der betroffenen Stellen eine Arthrose ermittelt werden, bei der im fortgeschrittenen Stadium das Einsetzen einer Prothese (vor allem Hüfte, manchmal Knie) gerechtfertigt sein kann.

Anhang 2
Den Alterungsprozess genau verstehen

Wie hoch ist die Lebenserwartung des Menschen?

1996 betrug die durchschnittliche Lebenserwartung bei Männern dreiundsiebzig Jahre und bei Frauen zweiundachtzig Jahre. Dabei sind jedoch sämtliche Todesfälle berücksichtigt, unabhängig davon, wie alt die Betroffenen waren.

Lässt man die Todesfälle außer Acht, die auf Autounfälle zurückzuführen sind und vor allem jüngere Leute unter dreißig Jahren (insbesondere Männer) betreffen, würde die durchschnittliche Lebenserwartung erheblich steigen. Deshalb kann man sagen, dass ein Mann im Alter von fünfzig Jahren heutzutage noch mindestens dreißig Jahre vor sich hat, eine Frau weitaus mehr.

Die Begriffe »alt« oder »Alter« haben leider etwas Abwertendes an sich – außer wenn es sich um eine gute Flasche Wein handelt. Deshalb gehört es heute zum guten Ton, sie durch Ausdrücke wie »ältere Menschen« oder »Lebensabend« zu ersetzen.

Der Begriff »Lebensabend« wird normalerweise für Menschen verwendet, die in den Ruhestand getreten sind. Er beginnt demnach mit dem fünfundsechzigsten Lebensjahr, da dies das gesetzliche Alter für die Beendigung des Berufslebens darstellt. Seit das Rentenalter bei vielen Menschen schon mit sechzig Jahren – in einigen Berufsgruppen sogar mit fünfundfünfzig Jahren – anfängt, hat dieser Begriff zunehmend an Bedeutung verloren.

Wie hoch ist nun die Lebenserwartung des Menschen? Wenn man einen Vergleich zu den Tieren anstellt, deren Lebensdauer fünfmal so hoch wie die physiologische Veranlagung ist, müsste der Mensch problemlos einhundertzwanzig Jahre alt werden. Trotzdem gibt es höchstens dreitausend Hundertjährige in Frankreich, das im übrigen zu den Ländern mit den meisten Hundertjährigen zählt.

Wovon hängt die Lebensdauer ab?

Zwei Hypothesen, die sich übrigens ergänzen, wurden in dieser Hinsicht aufgestellt: die Hypothese von Lamarck, der behauptet, dass die Lebenserwartung genetisch bestimmt ist, und die darwinistisch geprägte Hypothese, dass Umweltfaktoren die Lebenserwartung beeinflussen.

Welche Alterungsvorgänge sind angeboren und welche werden erworben?

Die Faktoren des Alterungsprozesses

Der genetische Faktor

Um die Lebensdauer unserer Zellen herauszufinden, hat man vor allem das Phänomen ihrer Alterung untersucht. 1912 war Alexis Carrel der Ansicht, dass die Zellen sich unendlich vermehren können. Erst 1961 erhielt man durch Léonard Hayflick die Gewissheit, dass die Zellen sich durch Zweiteilung fünfzigmal vervielfältigen, aber nicht öfter.

Um zu verstehen, wie diese aufeinander folgende Reproduktion eine allmähliche Beeinträchtigung der Zellen hervorrufen kann, mag ein Vergleich mit dem Fotokopierer dienen. Wenn man einen Text mehrmals kopiert und dazu stets die letzte Kopie und nicht das Original verwendet, ist die Qualität nach einer Weile so schlecht, dass der Text unleserlich wird. Genauso werden bei der Zellreproduktion die kodierten Originalinformationen geschädigt und genetische Mutationen können auftreten. Unter dem Elektronenmikroskop lässt sich feststellen, dass die DNA, die die Erbinformation enthält, stellenweise »abbricht« und dass bei jeder Reproduktion die Chromosomen kleine Stücke, so genannte Telomere, verlieren.

Der Organismus verfügt zwar über Enzyme, die den angerichteten Schaden wieder reparieren. Doch dieses »Wartungssystem« hängt vom Immunsystem ab, das bei älteren Menschen häufig geschwächt ist, insbesondere wenn die Qualität der Nahrung zu wünschen übrig lässt.

Auch wenn sich zahlreiche Zellen, wie die der Haut, der Schleimhäute oder der roten Blutkörperchen, vermehren, so muss man doch wissen, dass die Zellen des Gehirns, der Muskeln und des Herzens nicht die Fähigkeit besitzen, sich zu erneuern, so dass wir das ganze Leben mit den gleichen auskommen müssen. Ein Grund mehr, pfleglich mit ihnen umzugehen und ihre vorzeitige Zerstörung zu verhindern. Denn sie nützen sich auf natürliche Weise ab. Es ist bekannt, dass ab dem zwanzigsten Lebensjahr der Verlust von Nervenzellen und ab dem vierundzwanzigsten Lebensjahr der Verlust von Muskelzellen einsetzt.

Durch einige Versuche mit genetischen Zellveränderungen wurde es möglich, dieses Phänomen besser zu verstehen. Die Zellabnutzungsmechanismen, die den Alterungsprozess auslösen, sind demnach von Genen abhängig. Man weiß jedoch noch nicht, ob diese »biologische Uhr« einer großen Anzahl von Genen unterworfen ist, oder ob zum Beispiel eine einzige Mutation von drei Genen ausreicht, um die Alterung in Gang zu setzen (ähnlich dem Zünden eines Knallkörpers). Bestimmte Stoffwechselphänomene, die mehr oder weniger direkt mit der Qualität der Nahrung verbunden sind, könnten den Zellabbau in Abhängigkeit von Genen hervorrufen.

Einige Versuche wurden in den letzten Jahren mehr oder weniger erfolgreich durchgeführt, um das Phänomen des Alterns in den Griff zu bekommen:

Wachstumshormon

Dieses Hormon wird vom Organismus freigesetzt, um das Immunsystem anzuregen, die Heilung zu fördern, das Knochen- und Muskelsystem zu festigen und die Fettmasse zu regulieren.

Die Sekretion des Wachstumshormons nimmt jedoch mit

dem Alter ab. Bei Versuchspersonen, die ein halbes Jahr lang wöchentlich drei Injektionen des Wachstumshormons erhielten, nahm die Muskelmasse um 10 % zu und die Fettmasse um 14 % ab; sie wirkten zehn bis zwanzig Jahre jünger.

Der horrende Preis des zur Zeit durch Gentechnik hergestellten Wachstumshormons macht es jedoch unmöglich, eine allgemeine Anwendung in Betracht zu ziehen.

Melanin

Dieses Hormon lässt die Haut braun werden und ist für die Pigmentbildung der Haare verantwortlich. Weiße Haare deuten auf einen Melaninmangel hin (was in einem bestimmten Alter normal ist). In einem Versuch stieg die Lebensdauer von Labormäusen durch die Verabreichung von Melanin um 30 %.

D. H. E. A. (Dehydroepiandrosteron, Vorstufe von Androgenen)

Nach dem fünfzigsten Lebensjahr sinkt die Produktion dieser Substanz auf 30%. Wird sie Mäusen injiziert, erhöht sich deren Lebensdauer um 20%. Nach der Ansicht von Professor Beaulieu würde dieser Stoff die Alterserscheinungen beim Menschen erheblich verringern.

Stimulierung des Immunsystems

Eine Schwächung des Immunsystems macht den Betroffenen anfälliger für Infektionen (durch Senkung der T-Lymphozyten) und Krebs.

Durch den Alterungsprozess werden häufig Autoimmunstörungen hervorgerufen. Dies bedeutet, dass der Organismus unkontrolliert Antikörper gegen die eigenen Organe produziert.

Umwelteinflüsse

Zwei identische fabrikneue Autos haben nicht die gleiche Lebensdauer: Alles hängt davon ab, wie sie gefahren werden, wie die benutzten Straßen beschaffen sind, welchen klimatischen Bedingungen sie ausgesetzt sind und wie sie gewartet werden.

Sie können somit für 200 000 Kilometer vorgesehen sein und trotzdem nach 80 000 Kilometern »den Geist aufgeben«.

Unsere mögliche Lebensdauer, die in den Chromosomen festgehalten ist, beträgt vielleicht einhundertzwanzig Jahre, aber mit fünfundvierzig Jahren kann das Herz bereits »abgenutzt« sein. Somit hängt die Lebenserwartung des Einzelnen vom Umgang mit seinem Körper ab.

Mehrere Faktoren können entscheidend sein: Luftverschmutzung, Stress, übermäßiger Alkohol- oder Tabakkonsum, aber auch und vor allem Ernährungsfehler. Mangelzustände können eine Immunschwäche hervorrufen und zur Bildung von freien Radikalen führen, die am Alterungsprozess beteiligt sind.

Freie Radikale

Freie Radikale tauchen in jeder Kosmetikwerbung auf. Es wird viel darüber geredet, ohne dass man immer genau versteht, welche Rolle sie im Alterungsprozess spielen.

Im Organismus kommen die Elektronen paarweise vor, bis auf eine Ausnahme: die Elektronen des Sauerstoffs. Der Sauerstoff ist in der Tat das einzige Molekül, das einzelne Elektronen besitzt. Diese werden als freie Radikale bezeichnet. Wie die meisten »Singles« sind die freien Radikale auf der Suche nach einem Partner. Deshalb versuchen sie, sich an der DNA der Chromosomen und an den Lipiden der Zellmembranen festzusetzen. Dadurch verändern sich die Zellwände, sie oxidieren und verhärten sich. Diese Oxidation ist vergleichbar mit der Rostbildung bei Metall.

Die Folge davon kann der Zelltod sein, der bekanntlich zur Alterung beiträgt. Meistens kommt es jedoch zu einer Funktionsstörung der Zelle.

Zahlreichen Krankheiten wird dadurch Tür und Tor geöffnet: Bluthochdruck, Arteriosklerose, Arthrose, Funktionsstörungen des Gehirns usw.

Glücklicherweise verfügt unser Organismus über ein Heer

von antioxidierenden Enzymen als Verteidigungsmacht. Mit zunehmendem Alter lichten sich jedoch die Reihen und es finden sich immer weniger antioxidierende Enzyme zum Appell ein.

Deshalb müssen wir zur Unterstützung auf die Ernährung zurückgreifen, die uns Antioxidanzien wie Beta-Carotin, Vitamin C und E, Selen und Zink zur Verfügung stellt. Leider besteht bei der heutigen Ernährungsweise meist ein Mangel an diesen Mikronährstoffen, was vor allem für ältere Menschen gilt.

Besonders viele freie Radikale entstehen durch:

- Rauchen;
- übermäßigen Alkoholkonsum;
- ultraviolette Strahlen;
- natürliche ionisierende Strahlung;
- Luftverschmutzung;
- Ozon.

Es sei daran erinnert, dass durch Mangelernährung und vor allem durch eine unzureichende Zufuhr von Proteinen, Eisen und Zink Immunschwächen begünstigt werden. Dies bedeutet, dass die Ernährung zu den Umweltfaktoren zählt, die bei den Alterungsvorgängen eine wichtige Rolle spielen.

Man kann eine erbliche Veranlagung haben, entscheidend ist jedoch die Lebensweise.

Anhang 3
Richtig einkaufen

Auf den vorhergehenden Seiten wurde deutlich, dass zunächst auf eine abwechslungsreiche Kost zu achten ist, um einen Nährstoffmangel zu vermeiden. Deshalb sollte man die Auswahl der Lebensmittel bewusst nach deren Nährstoffgehalt treffen.

Die Freude am Essen

Werden im Laufe der Zeit zahlreiche Lebensmittel vom Speiseplan gestrichen (aus medizinisch nicht vertretbaren Gründen), kann dies nur zu einem Mangelzustand führen, der den Alterungsprozess beschleunigt oder den Organismus krankheitsanfälliger macht.

Steht dagegen der Genuss im Vordergrund, kommt darin auch der Wunsch nach einem langen Leben zum Ausdruck. Deshalb sollte man Interesse für die Ernährung bekunden und auf neue Lebensmittel sogar neugierig sein. Die Bequemlichkeit darf nicht die Oberhand gewinnen, da der Speiseplan sonst monoton wird. Man bereitet dann ständig die gleichen Gerichte zu; stattdessen könnte man neue Rezepte, die heutzutage in jeder Zeitschrift zu finden sind, ausprobieren.

Es folgen einige allgemeine Prinzipien, an denen Sie sich orientieren können:

- Legen Sie viel Wert auf rohe Lebensmittel: Obst, Gemüse, kaltgepresste Öle (erste Pressung) und sogar einige frische Krustentiere wie zum Beispiel Austern. Das Erhitzen führt häufig zu Veränderungen in den Lebensmitteln, die sich nachteilig auf die Qualität auswirken (zum Beispiel bei Karotten), abgesehen von dem hohen Nährstoffverlust, der damit verbunden ist.

- Bevorzugen Sie Vollkornprodukte (Getreide) sowie Hülsenfrüchte, die sehr nährstoffreich sind (Linsen, weiße Bohnen, Trockenerbsen, Kichererbsen).
- Anstatt Zusatzpräparate zu sich zu nehmen (die teuer und nicht immer ungefährlich sind), sollten täglich zwei Naturprodukte verzehrt werden, die – wie bereits dargelegt wurde – einen sehr hohen Nährstoffgehalt aufweisen: Bierhefe und Weizenkeime.

Richtig einkaufen

In der zweiten Lebenshälfte verfügt man häufig über mehr freie Zeit. Diese sollte man vernünftig zum Einkauf nutzen.

Vergessen Sie vor allem nicht Ihre Brille, da Sie sich nunmehr daran gewöhnen müssen, die Hinweise auf den Lebensmitteln zu lesen, die meist in ganz kleiner Schrift angebracht sind. Die Liste der verwendeten Zutaten sollte genau geprüft werden (Mehl, Zucker, Stärke, Honig, Karamell, Pflanzenmehl- und Quellstoffe, Zusatzstoffe usw.).

Finden Sie die Nährstoffzusammensetzung des Endproduktes heraus. Sind Proteine darin enthalten? In welcher Menge? Sind die Kohlenhydrate raffiniert oder nicht (Weißmehl, Zucker)? Handelt es sich um gesättigte oder mehrfach ungesättigte Fette? Wie ist der Gehalt an Vitaminen, Mineralstoffen, Spurenelementen?

Bei dieser Lektüre werden Sie manchmal erstaunliche Dinge entdecken. Es ist zu bezweifeln, dass sie danach weiterhin Tütensuppen kaufen, deren Nährstoffzusammensetzung so katastrophal ist, dass man versucht sein dürfte, wieder zur guten selbst gemachten Suppe zurückzukehren.

Wenn Sie die Lebensmittel genau nach den in diesem Buch behandelten Ernährungskriterien auswählen, wird aus Ihnen ein versierter und vernünftiger Verbraucher, der sich nicht mehr durch falsche Werbeversprechungen verleiten lässt.

Die Nahrungsmittelindustrie hat bisher noch kaum Produkte entwickelt, die auf die Bedürfnisse der über Fünfzigjährigen abgestimmt sind. Daran könnte sich jedoch schnell etwas ändern, da durch die zunehmende Zahl von Senioren in den kommenden Jahren ein bedeutender Markt entstehen wird. Dieser Markt wird umso begehrter sein, als diese Altersgruppe über eine nicht zu verachtende Kaufkraft verfügt und die Ernährung im Allgemeinen im Mittelpunkt des Interesses steht. Wenn zudem die Geburtenrate weiterhin so niedrig bleibt (auf eine Frau kommen 1,6 Kinder), werden die über Sechzigjährigen in fünfzig Jahren ein Drittel der Bevölkerung ausmachen.

Wenn man heutzutage seine Einkäufe tätigt, kann man häufig zwischen verschiedenen Anbietern wählen.

Der Einzelhändler

Der Vorteil der kleinen Läden im Stadtteil ist ihre Nähe, was vor allem für Menschen mit Gehschwierigkeiten eine Erleichterung darstellt. Außerdem bieten sie oft zusätzliche Dienste an, wie zum Beispiel das Anliefern schwerer Waren (Mineralwasser, Öl, Wein). Gelegentlich wird der Kaufmann auch zum bevorzugten Gesprächspartner oder sogar zum Vertrauten für einsame Menschen.

Der Wochenmarkt

Wer einen Wochenmarkt besucht, hat die Gelegenheit, den immer noch schönsten Ort für seine Einkäufe zu nutzen: Farbenvielfalt, verschiedene Düfte, große Auswahl, Gespräche … Bevor man etwas kauft, kann man einen Rundgang machen, um die angebotenen Waren zu betrachten und die Qualität und Preise zu vergleichen. Man kann hier auch dem ortsansässigen Gemüseproduzenten (Bioanbau oder nicht) den Vorzug geben, der besonders frische Produkte anbietet, die am Vortag oder am gleichen Tag in der Frühe geerntet wurden und zwangsläufig mehr Nährstoffe enthalten als die Erzeugnisse, die nach einem mehrtägigen Transport aus den Ursprungsländern eintreffen.

Der Supermarkt

Im Supermarkt findet man alles. Das Schwierige daran ist, dass man sich selbst überlassen bleibt. Jeder muss sich selbst auf die Suche nach den gewünschten Waren machen. Die Auswahl von Qualitätsprodukten gestaltet sich nicht immer einfach, da man sich dabei nicht unbedingt auf den Preis verlassen kann. Deshalb sollte man sich ein wenig Zeit nehmen, um die Aufschriften auf den Lebensmitteln aufmerksam zu lesen.

Personen über sechzig Jahre halten weitgehend an der traditionellen Ernährungsweise fest. Trotzdem dürfen sie sich dem Fortschritt nicht verschließen. So sehr jedes Misstrauen gegenüber Konservierungsstoffen gerechtfertigt ist, so sehr sind die gleichen Vorbehalte gegenüber Tiefkühlkost absolut übertrieben. Denn ein Produkt, das wenige Stunden nach der Ernte tiefgefroren wird, enthält häufig mehr Vitamine als ein frisches Produkt, das vor dem Reifezeitpunkt geerntet wurde, um den mehrtägigen Transport zum Endverbraucher besser zu überstehen.

Nehmen Sie sich also die Zeit, alles genau abzuwägen. Stellen Sie Anforderungen an die Qualität und den Nährwert der Produkte. Damit tragen Sie dazu bei, dass das Angebot der Supermärkte, und indirekt der Nahrungsmittelindustrie, umgestaltet wird.

Entscheiden Sie sich nicht deshalb für ein Produkt, weil es leicht zubereitet werden kann, praktisch ist, kein Geschirr benötigt wird und Sie sich von der Werbung angesprochen gefühlt haben. Zwischen »essen« und »sich richtig ernähren« besteht ein großer Unterschied. Bewahren wir uns den genießerischen Aspekt der Nahrungsaufnahme! Werden Sie zum Gourmet und nehmen Sie die Mahlzeiten möglichst in Gesellschaft ein, damit der Appetit und die Freude am Essen nicht verloren gehen.

Das Leben in Alters- oder Pflegeheimen

In diesem Buch sind wir kaum auf die Probleme der Menschen eingegangen, die überhaupt keinen Einfluss auf ihre Ernährung nehmen können, weil ihnen das Essen von einem Lieferservice nach Hause gebracht wird oder sie in Alters- oder Pflegeheimen untergebracht sind.

Die Betroffenen sind für die Zusammenstellung der Mahlzeiten nicht verantwortlich und müssen essen, was ihnen vorgesetzt wird. Auch wenn das Essen schlecht zusammengestellt sein sollte, gibt es trotzdem die Möglichkeit, durch den Verzehr zusätzlicher Lebensmittel zum Frühstück oder zum Nachmittagsimbiss (gemäß unseren Empfehlungen) einen Ausgleich zu schaffen.

Wenn man das Problem erkannt hat und über die Möglichkeit verfügt, diese zusätzlichen Lebensmittel zu kaufen oder sich mitbringen zu lassen, lässt sich die Ernährung immer verbessern, sobald man ernsthaft daran interessiert ist.

Anhang 4
Der Ballaststoff- und Proteingehalt von Lebensmitteln

Proteingehalt in 100 g

Tierische Proteine		Pflanzliche Proteine	
Holländischer Käse	35 g	Sojamehl	45 g
Greyerzer	35 g	Sojabohnen	35 g
Wurst	25 g	Weizenkeime	25 g
Krabben	25 g	Haferflocken	13 g
Blutwurst	24 g	Tofu	13 g
Rind	20 g	Weizen	12 g
Kalb	20 g	Gerste	10 g
Geflügel	20 g	Maiskörner	9 g
Fisch	20 g	Vollkornbrot	9 g
Brie	20 g	Müsli	9 g
Camembert	20 g	Vollkornnudeln	8 g
Miesmuscheln	20 g	weiße Bohnen	8 g
gekochter Schinken	18 g	Linsen	8 g
Schwein	17 g	Kichererbsen	8 g
Hammel	15 g	rote Bohnen	8 g
roher Schinken	15 g	Weißbrot	7 g
Quark/Frischkäse	9 g	Vollkornreis	7 g
Doppelrahmfrischkäse	9 g	weißer Reis	6 g
Eier	6 g	Weizengrieß	5 g
Joghurt	5 g	»Sojamilch«	4 g
Milch	3,5 g	Sojabohnensprossen	4 g
		Roggen	3 g
		Nudeln	3 g

Die tägliche Proteinzufuhr sollte 1 g pro Kilo Körpergewicht betragen (mindestens 60 g und höchstens 90 g). Eine Frau mit einem Gewicht von 50 Kilo muss somit 60 g Proteine pro Tag zu sich nehmen, eine Frau mit einem Gewicht von 65 Kilo 65 g pro Tag. Ein Mann mit einem Gewicht von 80 Kilo muss 80 g Proteine pro Tag zu sich nehmen, ein Mann mit einem Gewicht von 110 Kilo 90 g pro Tag.

Ballaststoffgehalt der wichtigsten Lebensmittel in 100 g

Getreideprodukte					
Kleie	44		Maiskörner (aus der Dose)	5,7	
Vollkornmüsli	11		Graubrot	5	
Vollkornmehl	9,5		Vollkornreis	4,5	
Schrotbrot	8,5		Cornflakes	3	
Haferflocken	7,2		Weißbrot	2,7	
Vollkornbrot	6,5		weißer Reis	2	
Hülsenfrüchte					
rohe Trockenbohnen	25	(gekocht: 4,5)	Trockenlinsen	12	(gekocht: 4)
rohe Trockenerbsen	23		gekochte rote Bohnen	3,5	
rohe Kichererbsen	22	(gekocht: 6)			
Trockenfrüchte und Ölfrüchte					
Trockenaprikosen	24		Datteln	8,7	
getrocknete Kokosnuss	23		schwarze Oliven	8,2	
Trockenfeigen	18,3		Erdnüsse	7,5	
Trockenpflaumen	16		Rosinen	6,8	
Mandeln	14		Walnüsse	5	
Haselnüsse	9		grüne Oliven	4,4	
Frisches Obst					
Kokosnuss	13		Äpfel	2,5	
Himbeeren	7,4		Pfirsiche	2,3	
Johannisbeeren	6,8		Bananen	2	
Birnen mit Schale	3		anderes Obst	<2	
Orangen	2,9				

Gemüse			
Sellerie	6	Artischocken	4,2
grüne Erbsen	5,3	Karotten	3,4
gekochter Spinat	5	grüne Bohnen	7,2
Kohl	4,6	Lauch	3,1
Brokkoli	4,3	anderes Gemüse	<3
Feldsalat	4,3	gekochte Kartoffeln	1

Stichwortregister

Montignac und ℳ sind eingetragene Warenzeichen

Über die Montignac-Methode sind
folgende Bücher erschienen:

Michel Montignac:
Die neue Trendkost

Michel Montignac:
Die Montignac-Methode

Hans Finck und Michel Montignac:
Die Montignac-Methode für Einsteiger

Michel Montignac:
Ich esse, um abzunehmen nach dem GLYX

Michel Montignac:
Kochen, essen und dabei abnehmen. Band 1
Kochen, essen und dabei abnehmen. Band 2

Michel Montignac:
Montignac Rezepte und Menüs

Michel Montignac:
Meine Rezepte aus der Provence

Gabriele Lehner:
Satt & schlank

Ria Tummers:
Schlank & schnell